目录
contents

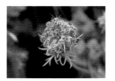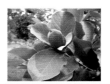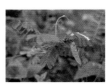

本 卷 目 录

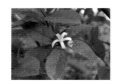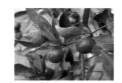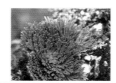

目录
contents

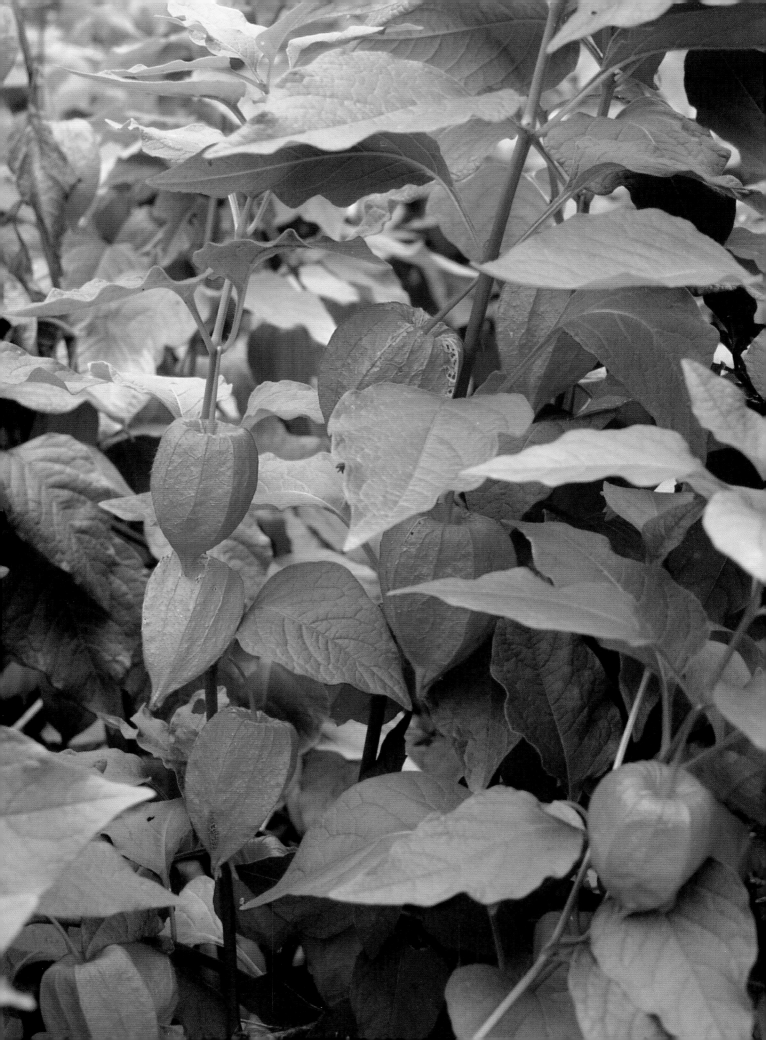

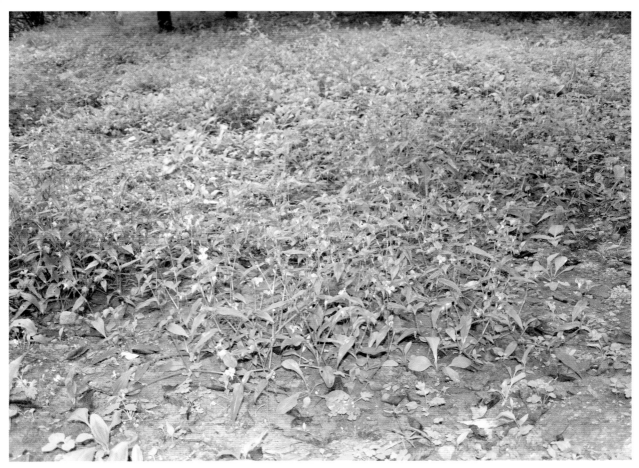

鸭跖草生境 *Commelina communis*

鸭跖草

鸭跖草　Yazhecao

⊙【来源】

鸭跖草为鸭跖草科(Commelinaceae)植物鸭跖草的干燥地上部分。

⊙【原植物】

鸭跖草 *Commelina communis* L.

一年生草本。茎多分枝，基部枝葡匐而节上生根，上部枝上升。单叶，互生，披针形或卵状披针形，长4～9cm，宽1.5～2cm，叶无柄或几无柄，基部有膜质短叶鞘，白色，有绿脉，鞘口疏生软毛。佛焰苞（总苞片）有柄，心状卵形，长1.2～2cm，边缘对合折叠，基部不相连，被毛；花蓝色，两性，萼片3，薄膜质，内侧2片基部相连；花瓣3，分离，侧生2片较大，近圆形；发育雄蕊3。蒴果，2室，每室2种子；种子暗褐色，表面有皱纹。花、果期6～10月。

⊙【生境分布】

生于路旁、田埂、宅旁、山坡及林缘。分布于我国大部分地区。

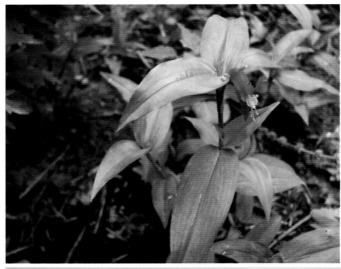

鸭跖草花枝 Commelina communis

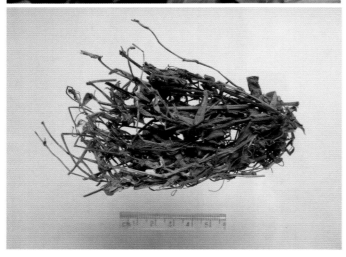

鸭跖草药材 Commelina communis

⊙【采收加工】

夏、秋二季采收，晒干。

⊙【药材性状】

鸭跖草长达60cm，黄绿色或黄白色，较光滑。茎有纵棱，直径0.2cm，多有分枝或须根，节稍膨大，节间长3~9cm；质柔软，断面中部有髓。叶互生，多皱缩、破碎，完整叶片展平后呈卵状披针形或披针形，长3~9cm，宽1~2.5cm；先端尖，全缘，基部下延成膜质叶鞘，抱茎，叶脉平行。花多脱落，总苞佛焰苞状，心形，两边不相连；花瓣皱缩，蓝色。气微，味淡。

⊙【炮制及饮片】

除去杂质，洗净，切段，晒干。

⊙【性味功能】

味甘、淡，性寒。有清热解毒，利水消肿的功能。

⊙【主治用法】

用于风热感冒，高热不退，咽喉肿痛，水肿尿少，热淋涩痛，痈肿疔毒等症。用量15~30g；鲜品60~90g。外用适量。

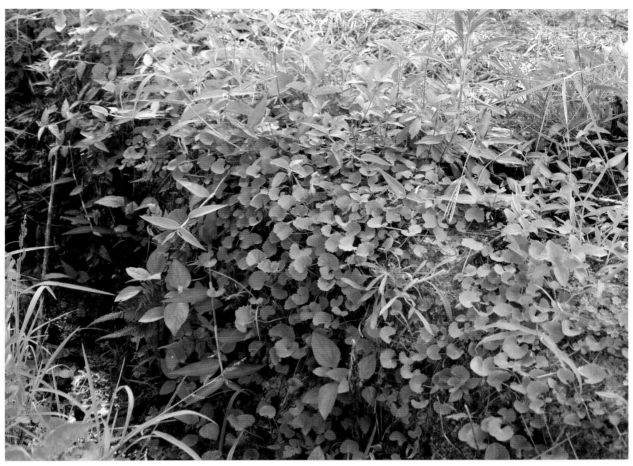

积雪草生境 *Centella asiatica*

积雪草

积雪草 Jixuecao

⊙【来源】

积雪草为伞形科(Umbelliferae)植物积雪草的全草。

⊙【原植物】

积雪草 *Centella asiatica* (L.) Urb. 别名：铜钱草，半边碗，半边钱。

多年生草本，有匍匐茎，无毛或稍有毛。单叶互生；叶柄长5~15cm，上端有柔毛，基部鞘状。叶片圆形或肾形，直径1~6cm，边缘有粗锯齿或钝阔齿，两面无毛或下面脉上疏生柔毛。伞状花序单生或2~5个簇生，伞梗生于叶腋，长0.5~2cm，短于叶柄。总苞片2，卵形，长3~4mm，宽1.5mm，每1伞形花序有花3朵，中间的花无柄，两侧的花有柄，花白色，萼齿不明显；花瓣5，卵形，长1~1.5mm，顶端微向内弯曲；雄蕊5，短小，与花瓣互生；子房下位，花柱2，较短。双悬果扁圆形，侧面扁压，长2mm，宽3mm，幼时有柔毛，成熟时光滑，主棱线形，主棱兼有网状纹相连；分生果的横剖面呈狭长方形，油管

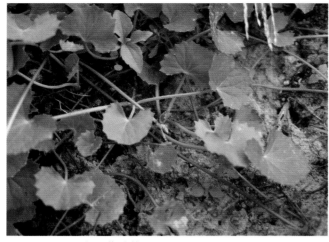

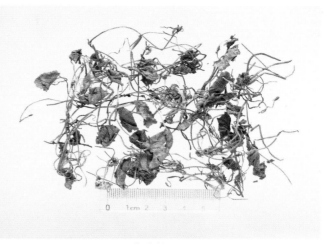

积雪草果株 Centella asiatica

积雪草药材 Centella asiatica

明显。花期5~6月，果期7~8月。

⊙【生境分布】

生于路旁、田边、山坡等阴湿处。分布于江苏、安徽、浙江、江西、湖南、湖北、福建、台湾、广东、广西、陕西、四川、云南等省区。

⊙【采收加工】

夏秋二季采收全株，除去泥沙，晒干。

⊙【药材性状】

积雪草卷缩成团块状。根圆柱形，长2~4cm，直径1~1.5mm，浅黄色或灰黄色。茎细长弯曲，黄棕色，有细纵皱纹，节上常着生须状根或明显的根残痕。叶片多皱缩破碎，完整者展平后呈近圆形或肾形，直径1~6cm，灰绿色，边缘有粗钝齿，有扭曲状的长叶柄，基部有膜质的叶鞘。气微，味淡。

⊙【炮制及饮片】

除去杂质，洗净，切段，晒干。

⊙【性味功能】

味苦、辛，性寒。有清热利湿，解毒消肿的功能。

⊙【主治用法】

用于湿热黄疸，中暑腹泻，砂淋血淋，痈肿疮毒，跌扑损伤等症。用量15~30g；鲜品加倍。

射干
射干 Shegan

⊙【来源】

射干为鸢尾科（Iridaceae）植物射干的干燥根茎。

⊙【原植物】

射干 *Belamcanda chinensis* (L.) DC. 别名：乌扇，蝴蝶花，老鸦扇。

多年生草本，高50～120cm。根茎横生，结节状，鲜黄色，生多数须根。茎直立，基部生叶。叶2列，扁平，嵌迭状排列，宽剑形，长25～60cm，宽2～4cm，先端渐尖，绿色，带白粉，基部抱茎，全缘，平行脉多条。伞房状聚伞花序顶生，叉状分枝，花梗基部有膜质苞片，卵形至卵状披针形；花橘黄色，散生暗红色斑点，花径3～5cm，花被6，2轮，椭圆形，长2～2.5cm，宽约1cm，先端钝圆，基部狭，内轮3片较小，雄蕊3，着生于花被片基部；下房下位，3室，花柱棒状，柱头3浅裂，有柔毛。蒴果倒卵形至长椭圆形，长2.5～3.5cm，有3棱，成熟时3瓣裂，种子黑色，圆形，有光泽。花期7～9月。果期8～10月。

⊙【生境分布】

生于山地、干草地、沟谷、河滩。分布于山西、河南、山东、甘肃及长江以南地区。

⊙【采收加工】

5～9月间采挖根状茎，除去泥土、茎叶及细根，晒干或烘干。

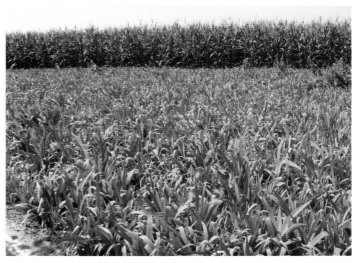

射干种植园 *Belamcanda chinensis*

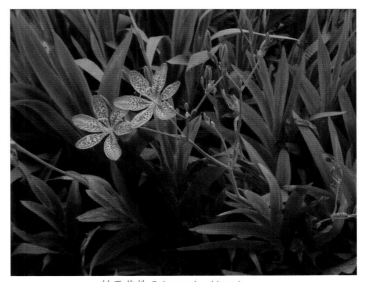

射干花株 *Belamcanda chinensis*

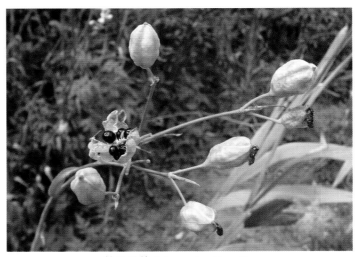

射干果枝 *Belamcanda chinensis*

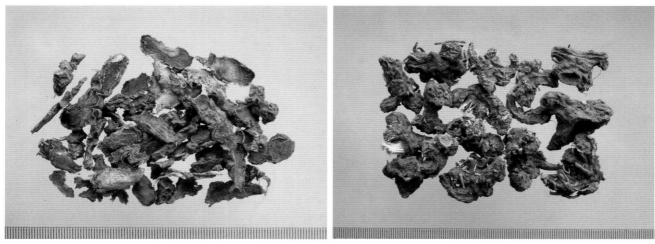

射干饮片 *Belamcanda chinensis*

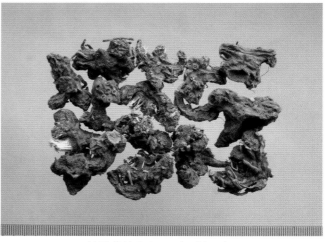

射干药材 *Belamcanda chinensis*

⊙【药材性状】

　　射干呈不规则结节状，长3~10cm，直径1~2cm。黄褐色、棕褐色或黑褐色，皱缩，有较密的环纹。上面有数个圆盘状凹陷的茎痕，偶有茎基残存；下面有残留细根及根痕。质硬，断面黄色，颗粒性。气微，味苦、微辛。

⊙【炮制及饮片】

　　除去杂质，洗净，润透，切薄片，干燥。

⊙【性味功能】

　　味苦，性寒。有清热解毒，消炎，利咽，散血消肿的功能。

⊙【主治用法】

　　用于热毒痰火郁结，咽喉肿痛，痰涎壅盛，咳嗽气喘。用量3~9g。

 混 伪 品

　　同科植物鸢尾 *Iris tectorum* 的干燥根茎作川射干入药，易与之混淆，参见"川射干"项。

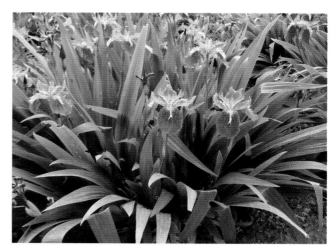

鸢尾 *Iris tectorum*

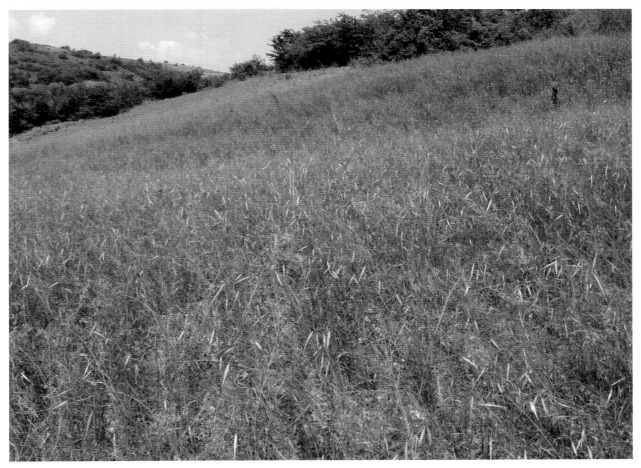

徐长卿种植园 *Cynanchum paniculatum*

徐长卿

徐长卿 Xuchangqing

◉【来源】

徐长卿为萝摩科(Asclepiadaceae)植物徐长卿的干燥根及根茎。

◉【原植物】

徐长卿 *Cynanchum paniculatum*（Bge.）Kitag. 别名：寥子竹，竹叶细辛，一枝香。

多年生草本，高达70cm。根茎短，生多数须状根。茎细，不分枝，节间长，无毛。叶对生，线状披针形，长4～12cm，宽3～8mm，先端渐尖，基部渐窄，叶缘外卷，有睫毛，上面有短粗毛。聚伞花序圆锥形，近顶生或腋生，有花10余朵，苞片小，披针形；花萼深5裂，卵状披针形；花冠深5裂，广卵形，淡黄绿色；副花冠裂片5，黄色，肾形，基部与雄蕊合生；雄蕊5，连成筒状，花药上端有膜质附属物，花粉块纺锤形，子房由2个离生心皮组成，花柱2，柱头5角形，顶端微突起。蓇葖果2，长角状，长约6cm，淡褐色。种子长圆形，顶端有白色长绒毛。花期6～7月，果期9～10月。

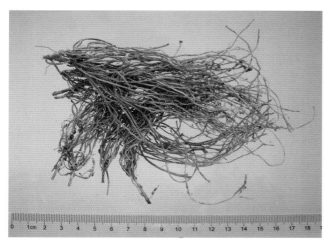

徐长卿药材 *Cynanchum paniculatum*

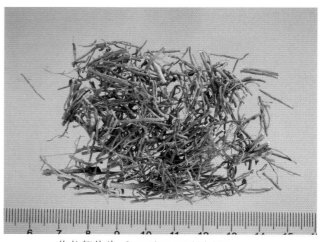

徐长卿饮片 *Cynanchum paniculatum*

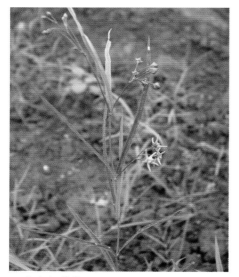

徐长卿花株 *Cynanchum paniculatum*

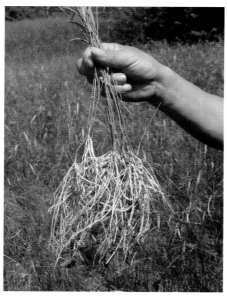

徐长卿鲜根系 *Cynanchum paniculatum*

⊙【生境分布】

生于阳坡草丛中。分布于全国大部分省区。

⊙【采收加工】

夏秋季采挖全草，扎成小把，除去杂质，晾干或晒干。

⊙【药材性状】

徐长卿不规则柱状，有盘节，长0.5~3.5cm，直径2~4mm。有的顶端带有残茎，细圆柱形，长约2cm，直径1~2mm，断面中空；根茎节处周围着生多数根。根呈细长圆柱形，弯曲，长10~16cm，直径1~1.5mm。表面淡黄白色至淡棕黄色，或棕色；具微细的纵皱纹，并有纤细的须根。质脆，易折断，断面粉性，皮部类白色或黄白色，形成层环淡棕色，木部细小。气香，味微辛凉。

⊙【炮制及饮片】

除去杂质，迅速洗净，切段，阴干。

⊙【性味功能】

味辛，性温。有祛风化湿，行气通络，解毒消肿，止痛的功能。

⊙【主治用法】

用于风湿痹痛，胃痛胀满，牙痛，经痛，腰痛，毒蛇咬伤，跌打损伤；外用于神经性皮炎，荨麻疹，带状疱疹等症。用量3~12g，不易久煎。外用适量，鲜品捣烂或干品研粉敷患处。

凌霄花

凌霄花 Lingxiaohua

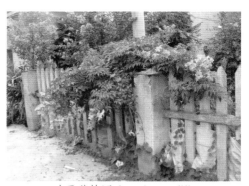

凌霄种植园 Campsis grandiflora

【来源】

凌霄花为紫葳科（Bignoniaceae）植物凌霄及美洲凌霄的干燥花。

【原植物】

1. 凌霄 Campsis grandiflora (Thunb.) Loisel. ex K. Schumann. 别名：紫葳花。

落叶木质攀援藤本，高达10m，茎绿色或灰白色，具红色或灰白色皮孔，老茎具棱状、网状裂纹，结处常生有攀援气生根。单数羽状复叶对生，小叶7～9片，小叶柄短，两小叶间有无色或淡紫色毛茸，叶卵形至卵状披针形，长3～9cm，宽2～5cm，先端渐尖，基部不对称，边缘有粗锯齿，侧脉6～7对，两面平滑无毛；三出聚伞花序集成顶生的圆锥花序，花稀疏；花萼筒钟形，绿色，长2.4～3cm，有5条凸起的纵脉，5裂至中部，裂片披针形，微弯曲；花大，漏斗状，外面橙黄色，内面橙红色，长约6.5～8cm，裂片半圆形；雄蕊4枚，弯曲，2强，花丝细长，花药'个'字形着生；子房上位长圆形，2室，胚珠多数，基部有花盘，花柱一枚，细长，伸出花冠外，柱头2裂。蒴果细长，长10～23cm，有柄，顶端钝，基部狭细，室背开裂成2瓣，果瓣由隔膜分开。种子多数，扁平，两端有翅。花期6～8月，果期7～11月。

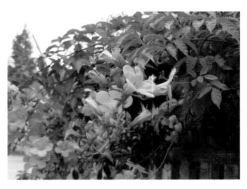

凌霄花枝 Campsis grandiflora

2. 美洲凌霄 Campsis radicans (L.) Seem.

落叶木质藤本，形态与凌霄花相似，区别在于小叶5～15片，椭圆形或长圆形，先端尾尖。花萼分裂较浅，裂片三角形，向外微卷，无突起纵棱；花冠橙红色或深红色，质厚。蒴果长8～17cm。

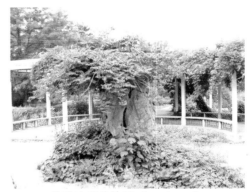

美洲凌霄种植园 Campsis radicans

【生境分布】

凌霄生于山谷、溪旁、疏林下，攀援于树上或石壁上，栽培于庭园，分布于河北、河南、陕西及长江以南各省。

美洲凌霄原产美洲，现园林或庭院广为栽培，分布于北京、江苏、湖南、广东等省。

【采收加工】

6～8月择晴天采收，以花未完全开放者为好，摘后洗净晒干或用微火烘烤可保持花的颜色。

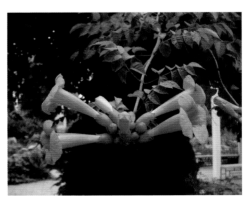

美洲凌霄花枝 Campsis radicans

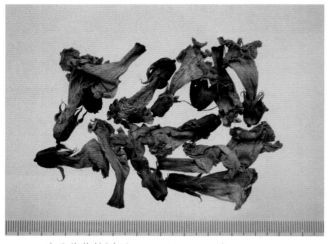

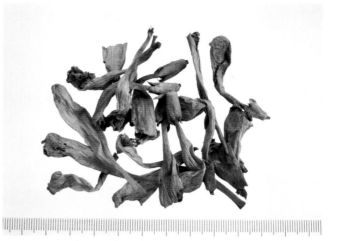

凌霄花药材(凌霄 *Campsis grandiflora*)

凌霄花药材(美洲凌霄 *Campsis radicans*)

⊙【药材性状】

1. 凌霄　多皱缩或折叠，长5～8cm。花萼钟形，长1～2.6cm，筒部直径5～8cm，灰绿色，质薄，先端5裂至中部；裂片披针形，顶端长而尖，中央有一条凸起的纵脉纹，裂片相接处有一条不明显的纵纹。花冠外面淡黄棕色，内面红棕色；水浸软后展开呈漏斗状，先端5裂，裂片半圆形，宽3～4cm，表面具棕红色脉纹。雄蕊4，2强，着生于花冠中部，不伸出花冠外。雌蕊1，子房上位，2室，胚珠多数，柱头2裂，扁长圆形，常反卷。气味香，味微苦而后酸。

2. 美洲凌霄　完整花朵长6～7cm，萼筒长1.5～2cm，5齿裂，长为萼筒的1/3，三角状，无明显纵棱。花冠内面有明显深棕色脉纹。

⊙【性味功能】

味甘、酸，性寒。有行血祛瘀，凉血祛风的功能。

⊙【主治用法】

用于经闭癥瘕，产后乳肿，风疹发红，皮肤瘙痒，痤疮，小腹疼痛，白带等症。用量4.5～9g。孕妇慎用。

混 伪 品

玄参科植物毛泡桐 *Paulownia tomentosa* 的干燥花有时混入凌霄花使用，注意鉴别。

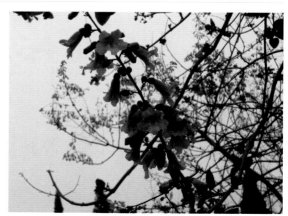

毛泡桐 *Paulownia tomentosa*

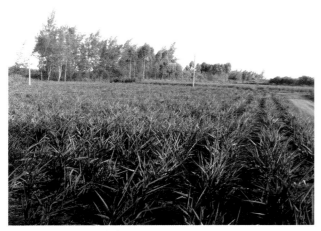

高良姜种植园 *Alpinia officinarum*

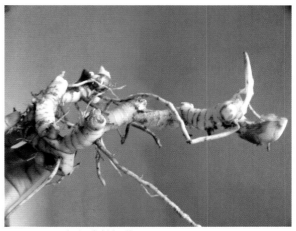

高良姜鲜根茎 *Alpinia officinarum*

高良姜

高良姜 Gaoliangjiang

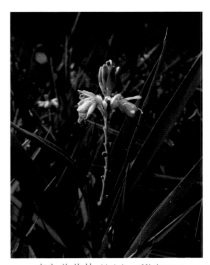

高良姜花枝 *Alpinia officinarum*

◎【来源】

高良姜为姜科(Zingiberaceae)植物高良姜的根茎。

◎【原植物】

高良姜 *Alpinia officinarum* Hance 别名：良姜，小良姜。

多年生草本，高 30~120cm。根茎圆柱形，有节，节上有膜质鳞片，节上生根。茎丛生，直立。叶 2 列，无柄，叶鞘抱茎，边缘膜质，叶舌长达 3cm，膜质，棕色，渐尖。叶线状披针形，长 15~30cm，宽1.5~2cm，先端渐尖或尾尖，基部渐狭，全缘或有疏锯齿。圆锥总状花序顶生，直立或弯曲，长 5~15cm，花稠密，花序轴红棕色，有短毛；花萼筒状，先端有不规则 3 浅裂，外面有柔毛；花冠白色或淡红色；花冠管漏斗状，长约 1cm，3 裂，长圆形，外被短柔毛；唇瓣淡红色，有紫红色条纹，长圆状卵形，长 2~2.5cm；侧生退化雄蕊锥状，雄蕊 1，生在花冠管喉部上方，花丝线形，药隔叉形；子房下位，有短毛，3 室，花柱有疏毛，柱头 2 唇状，有缘毛。蒴果不开裂，球形，直径 1.2cm，被绒毛，熟时橘红色，种子有假种皮，具钝棱角，棕色。花期 4~10 月。果期 9~11 月。

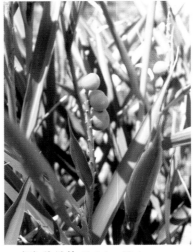

高良姜果枝 *Alpinia officinarum*

◎【生境分布】

生于路旁、山坡草地或灌丛中。分布于广西、广东、台湾、云南等省、自治区。

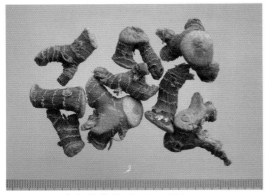

高良姜药材 Alpinia officinarum

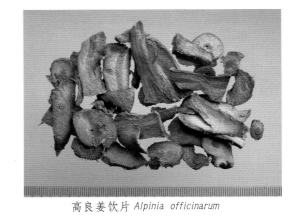

高良姜饮片 Alpinia officinarum

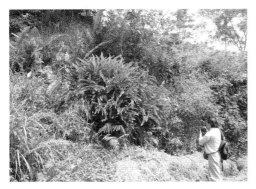

胡炳义编者考察红豆蔻 Alpinia galanga

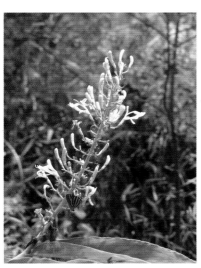

红豆蔻鲜根茎 Alpinia galanga

红豆蔻花序 Alpinia galanga

⊙【采收加工】

多在夏末、秋初挖取生长4~6年的根茎,除去茎、须根及鳞片,洗净,切成小段,晒干。

⊙【药材性状】

高良姜圆柱形,具分枝块状,有节,长5~9cm,直径1~1.5cm。红棕色或暗紫色,具纵皱纹,节间长0.5~1mm,下侧有圆形根痕。质坚,断面纤维性,灰棕色,皮部占2/3,维管束点状,木质部色较深。气芳香,味辛辣。

⊙【炮制及饮片】

除去杂质,洗净,润透,切薄片,晒干。

⊙【性味功能】

味辛,性温。有温胃,散寒,行气止痛的功能。

⊙【主治用法】

用于脘腹冷痛,胃寒呕吐,消积食滞,消化不良,噎膈反胃,瘴疟,冷癖,急性肠胃炎;外用于汗斑。用量3~6g。外用适量,鲜品捣料搽患处。

混伪品

同科植物红豆蔻 Alpinia galanga 的干燥根茎混作高良姜入药,习称大高良姜。参见"红豆蔻"项。

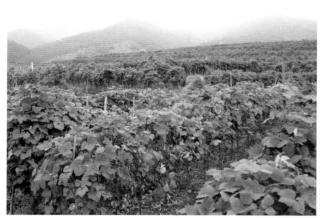

甘葛藤种植园 *Pueraria thomsonii*

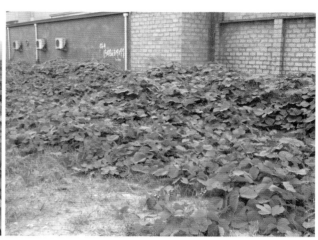

甘葛藤野生生境 *Pueraria thomsonii*

粉葛

粉葛 Fenge

◎【来源】

粉葛为豆科（Leguminosae）植物甘葛藤的根。

◎【原植物】

甘葛藤 *Pueraria thomsonii* Benth.　　别名：粉葛。

藤本，茎枝被黄褐色短毛或杂有长硬毛。根肥大，粉性足。3出复叶，具长柄；托叶披针状长椭圆形，有毛；小叶片菱状卵形至宽卵形，长9~21cm，有时3裂，先端短渐尖，基部圆形。总状花序腋生，小苞片卵形；花萼钟状，长1.2~1.5cm，萼齿5，披针形，较萼筒长，被黄色长硬毛；花冠紫色，长1.3~1.8cm。荚果长椭圆形，扁平，密被黄褐色长硬毛。种子肾形或圆形。花期6~9月，果期9~10月。

◎【生境分布】

野生于山野灌木丛中或疏林中。有栽培。分布于广东、广西、四川、云南等省、自治区。

◎【采收加工】

秋、冬二季采挖，多除去外皮，用硫黄熏后，稍干，截段或再纵切两半，干燥。

◎【药材性状】

呈圆柱形、类纺锤形或半圆柱形，长12~15cm，直径4~8cm；有的为纵切或斜切的厚片，大小不一。表面黄白色或淡棕色，未去外皮的呈灰棕色。横切面可见由纤维形成的浅棕色同心性环纹，纵切面可见由纤维形成的数条纵纹。体重，质硬，富粉性。

◎【炮制及饮片】

除去杂质，洗净，润透，切厚片，晒干。

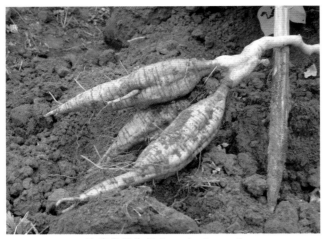

甘葛藤鲜块根 *Pueraria thomsonii*

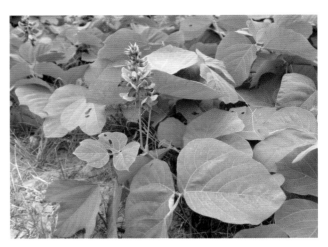

甘葛藤花枝 *Pueraria thomsonii*

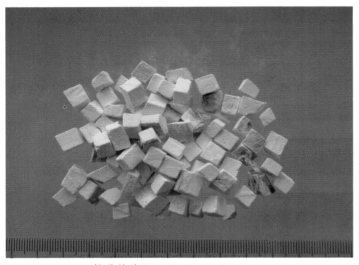

粉葛饮片 *Pueraria thomsonii*

⊙【性味功能】

味甘、辛，性凉。有解肌退热，生津，透疹，升阳止泻的功能。

⊙【主治用法】

用于外感发热头痛，项背强痛，口渴，消渴，麻疹不透，热痢，泄泻；高血压颈项强痛。用量9~15g。退热生用，止泻煨用。

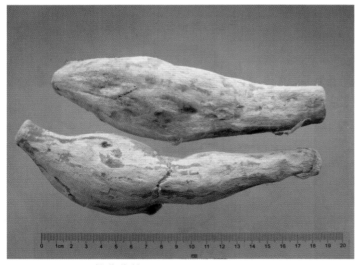

粉葛药材 *Pueraria thomsonii*

混伪品

甘葛藤曾与同科植物野葛 *Pueraria lobata*同为中药葛根的基源植物。参见"葛根"项。

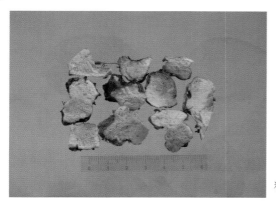

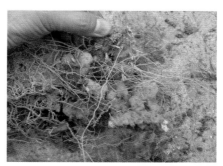

粉背薯蓣鲜根茎
Dioscorea hypoglauca

粉萆薢 *Dioscorea hypoglauca*

粉背薯蓣果枝 *Dioscorea hypoglauca*

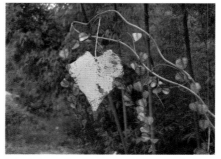

粉萆薢

粉萆薢 Fenbixie

⊙【来源】

粉萆薢为薯蓣科(Dioscoreaceae)植物粉背薯蓣的干燥根状茎。

⊙【原植物】

粉背薯蓣 *Dioscorea hypoglauca* Palibin 别名:粉背萆薢,粉萆薢,黄萆薢。

多年生缠绕藤本。根状茎肥厚,横生,有不规则分枝。茎纤细。叶互生,具长柄,三角形或宽卵形,先端渐尖,基部心形,边缘波状或近全缘,有时呈半透明干膜质,上面深绿色,下面灰绿色,多少被白粉。穗状花序腋生,黄绿色;花单性,雌雄异株;雄花花被6裂;雌花有窄长下位子房,退化雄蕊丝状。蒴果有3翅,栗褐色,有光泽,反曲下垂,顶端开裂。种子扁卵圆形,有近长方形膜质翅。花期7~9月。

⊙【生境分布】

生于海拔200~1300米山坡、沟边、石山灌丛中。分布于河南、安徽、浙江、福建、台湾、江西、湖北、湖南、广东、广西等省、自治区。

⊙【采收加工】

秋冬采收根茎,切片,晒干。

⊙【药材性状】

本品为不规则的薄片,边缘不整齐,大小不一,厚约0.5mm。有的有棕黑色或灰棕色的外皮。切面黄白色或浅灰棕色,维管束呈小点状散在。质松,略有弹性。气微,味辛、微苦。

⊙【性味功能】

味苦、甘,性平。有祛风利湿,止痒,止痛的功能。

⊙【主治用法】

用于风湿性关节炎,腰膝疼痛,膏淋,白浊,白带过多。用量9~15g。

【附注】

《Flora of China》等将粉背薯蓣*Dioscorea hypoglauca* Palibin学名修订为*Dioscorea collettii* var. *hypoglauca* (Palibin) C. T. Ting et al.

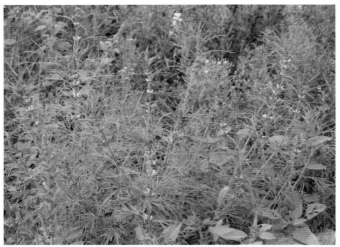

益母草植株 *Leonurus japonicus*

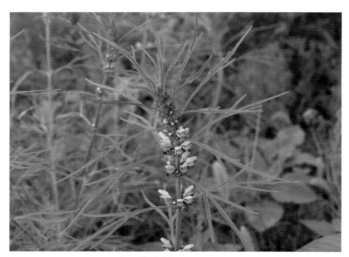

益母草花枝 *Leonurus japonicus*

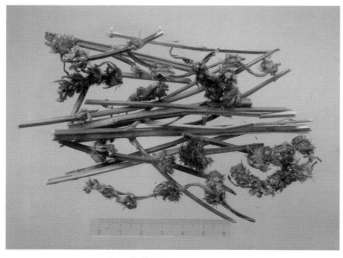

益母草药材 *Leonurus japonicus*

益母草

益母草　Yimucao

⊙【来源】

益母草为唇形科(Labiatae)植物益母草的干燥地上部分。

⊙【原植物】

益母草 *Leonurus japonicus* Houtt.
参见"茺蔚子"项。

⊙【生境分布】

生于山坡草地、田梗、路旁、溪边等向阳处。分布于全国各地。

⊙【采收加工】

夏季植株生长茂盛，花未全开时割取地上部分，晒干。

⊙【药材性状】

益母草茎呈方柱形，四面凹下纵沟。灰色或黄绿色。密被糙伏毛，质脆，断面中部有髓。叶交互对生，多脱落或残存，皱缩破碎，完整者下部叶掌状3裂，中部叶分裂成多个长圆状线状裂片，上部叶羽状深裂或浅裂3片。轮伞花序腋生，花紫色，苞叶全缘或具稀齿，萼内有小坚果4。气微，味淡。

⊙【炮制及饮片】

鲜益母草 除去杂质，迅速洗净。
干益母草 除去杂质，迅速洗净，润透，切段，干燥。

⊙【性味功能】

味苦、辛，性凉。有活血调经，利

尿消肿的功能。

【主治用法】

　　用于月经不调，胎漏难产，胞衣不下，产后血晕，瘀血腹痛，崩中漏下，尿血，泻血，痈肿疮疡，肾炎水肿。用量9～18g，水煎服；熬膏或入丸散。外用适量，煎水洗或捣敷。

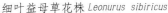混 伪 品

　　1. 同科植物细叶益母草 Leonurus sibiricus L. 的干燥地上部分也作益母草使用。细叶益母草与益母草相近，主要区别：叶分裂为小裂片线形，宽1～3mm；花序上苞片3深裂，裂片线形；花冠较大，长约1.8cm，外有长柔毛，下唇短于上唇。花萼外面中部密生柔毛。

　　2. 同科植物夏至草 Lagopsis supina (Steph) Ik.-gal. ex Knorr. 的干燥地上部分也混作益母草使用。夏至草的主要区别：植株较小，初夏开花，花白色。

细叶益母草花株 Leonurus sibiricus　　　　　　　夏至草花株 Lagopsis supina

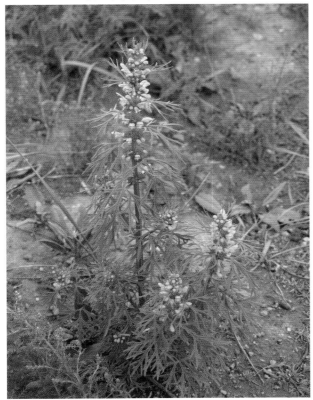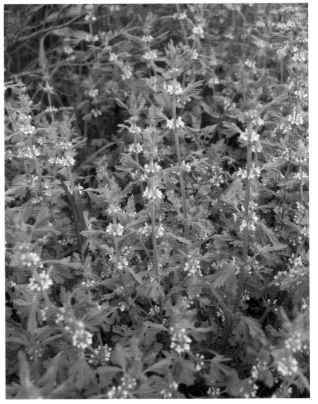

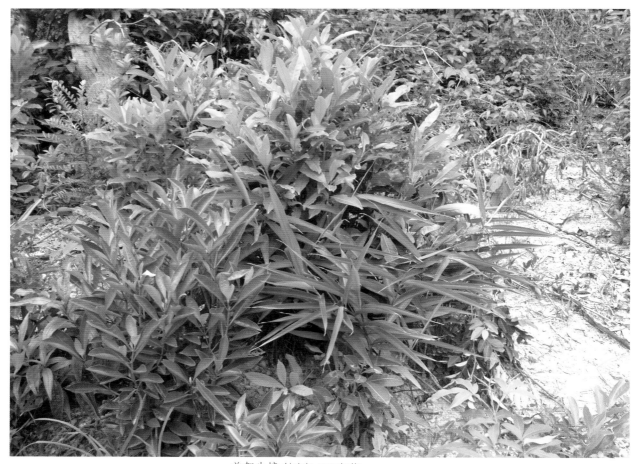

益智生境 *Alpinia oxyphylla*

益智

益智 Yizhi

⊙【来源】

益智为姜科(Zingiberaceae)植物益智的干燥成熟果实。

⊙【原植物】

益智 *Alpinia oxyphylla* Miq.

多年生丛生草本，高 1.5~2.2m，全株有辛辣味。根茎横走，发达。茎直立。叶 2 列；叶柄短；叶舌膜质，棕色，2 裂，长 1.5~3cm，并被有淡棕色柔毛；叶片宽披针形，长 20~35cm，宽 3~6cm，先端渐尖，基部宽楔形，边缘有细锯齿和脱落性的小刚毛，上面深绿色，下面淡绿色，两面无毛。总状花序顶生，直立，长 8~15cm，在花蕾时包藏于鞘状的苞片内；花序柄在开花时稍弯曲，棕色，被极短的柔毛；花梗长 1~2mm；苞片膜质，棕色；花萼管状，长约 1.2cm，先端 3 浅齿裂，一侧深裂，被短柔毛；花冠管与花萼管几等长，裂片 3，长圆形，长约 1.8cm，上方 1 片稍宽，先端略呈兜状，外被短柔毛；唇瓣倒卵形，长约 2cm，粉红色，并有红色条纹，先端 3 浅裂，中间裂片突出，边缘波状；退化雄蕊锥状，长约 2mm；雄蕊 1，花丝扁平，线形，长约 1.2cm，花药短圆形，长约 7mm，药隔先端具

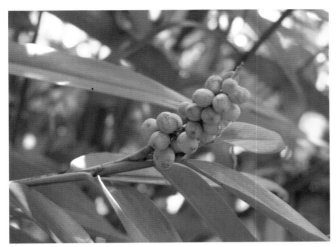
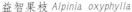

益智果枝 *Alpinia oxyphylla*

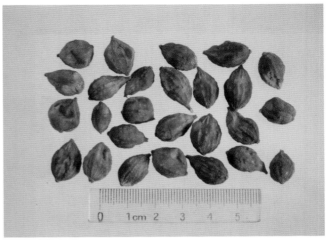

益智药材 *Alpinia oxyphylla*

圆形鸡冠状附属物；子房下位，卵圆形，密被茸毛，上端有2棒状附属体，花柱细长，柱头头状，具疏生缘毛。蒴果椭圆形，长1.5~2cm，径约1cm，不开裂，被疏毛或光滑，果皮上有明显的纵向维管束条纹，果熟时黄绿色。种子多数，多角形，暗棕色。花期1~3月，果期3~6月。

【生境分布】

生于林下阴湿处。分布于广东南部、海南岛。福建、广西、云南有栽培。

【采收加工】

5~6月间当果实呈黄绿色时采摘，铺于水泥地或竹帘上晒干，或微火烘干。以晒干者质佳。

【药材性状】

益智纺锤形或类圆形，两端狭尖；长1~1.5cm，直径0.8~1.2cm；棕色或暗棕色，有纵行断续隆起的线纹。果实分3室，中轴胎座，每室有种子6~11粒，2~3列纵向排列在中轴胎座上。种子呈多角形，略扁，直径2~3mm；表面棕黑色，颗粒状，被黄色膜质假种皮；背面平坦而微凹，中央为合点；腹面中央凹陷即脐点，自脐点起有一条沟经侧面终于合点为种脊。种子具特异香气；味辛、微苦。

【炮制及饮片】

益智仁 除去杂质及外壳。用时捣碎。

盐益智仁 取益智仁，加盐水拌匀，闷透，置锅内，以文火加热，炒干，取出，放凉。用时捣碎。每100kg净益智仁，用食盐2kg。

【性味功能】

味辛，性温。有暖胃，温脾，摄唾涎，缩小便的功能。

【主治用法】

用于脘腹冷痛，食少吐泻，唾液过多，遗尿，夜尿过多，尿有遗沥，遗精等症。用量3~9g。阴虚火旺或因热而患遗精、崩漏者忌服。

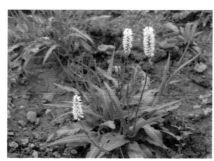
拳参植株 Polygonum bistorta

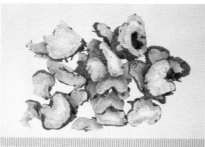
拳参饮片 Polygonum bistorta

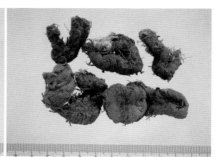
拳参药材 Polygonum bistorta

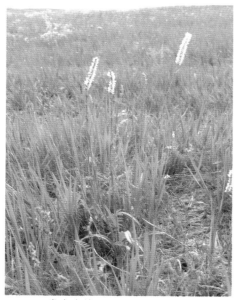
拳参生境 Polygonum bistorta

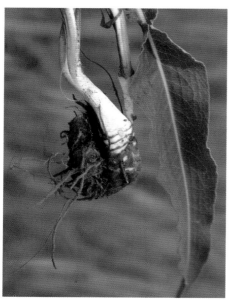
拳参鲜根茎 Polygonum bistorta

拳参

拳参 Quanshen

⊙【来源】

拳参为蓼科（Polygonaceae）植物拳参的根茎。

⊙【原植物】

拳参 Polygonum bistorta L. 别名：倒根草，虾参，回头参。

多年生草本，高50～90cm。根茎肥大，扭曲，外皮紫红色。茎直立，单一或数茎丛生，不分枝，有纵沟纹。基生叶丛生，有长柄，长15～35cm；叶革质，长圆状披针形或披针形，长10～20cm，宽2～5cm，先端长渐尖，基部心形或圆形，沿叶柄下延成翅状，膜质，长2～5cm。穗状花序顶生，圆柱形，直立，长达6cm；花小密集，花梗纤细，苞片膜质，淡棕色，花被淡红色或白色，5深裂，椭圆形；雄蕊8，与花被近等长；子房上位，花柱3。瘦果椭圆形3棱，红棕色，有光泽。花期6～9月。果期9～11月。

⊙【生境分布】

生于山坡、草丛或林间阴湿处。分布于华北、西北及辽宁、河南、山东、安徽、江苏、浙江、江西、湖南、湖北等省。

⊙【采收加工】

春季发芽前或秋季茎叶将枯萎时采挖，除去残茎及泥沙，晒干搓去须根或烧去须根。

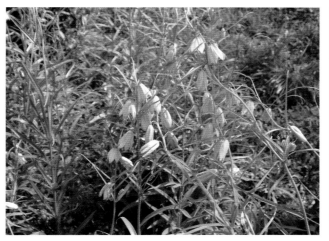

天目贝母（湖北贝母）*Fritillaria monantha*

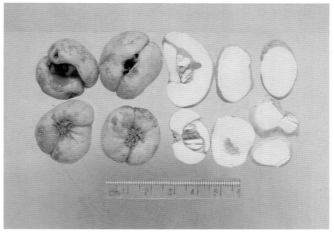

浙贝母与浙贝母饮片 *Fritillaria thunbergii*

贝壳粉1.5～2kg。使其吸去擦出的浆汁，晒干或烘干；或取鳞茎，大小不分，洗净，除去心芽，切成厚片，洗净，干燥，称"浙贝片"。

⊙【药材性状】

大贝 为鳞茎的单瓣鳞叶，稍呈新月形或菱角状，长2～5cm，高1～2.5cm，厚0.6～1.5cm。近白色至淡黄白色，有淡棕色斑痕，内白色或淡黄白色，有白色粉末。质坚脆，易折断，富粉性。气微，味微苦。

珠贝 为完整鳞茎，直径1～2.5cm，高1～2.5cm。近白色，外层两瓣肥厚对合，内有2～3个皱缩小鳞叶及干缩残茎。质实而脆，易折断，断面白色，有粉性。气微，味苦。

浙贝片 为鳞茎单瓣鳞叶切成的片。椭圆形，直径1～2cm，切面平坦，粉白色。质坚脆，易折断，断面粉白色，富粉性。

⊙【炮制及饮片】

除去杂质，洗净，润透，切厚片，干燥；或打成碎块。

⊙【性味功能】

味苦，性寒。有清热润肺，化痰止咳，散结的功能。

⊙【主治用法】

用于上呼吸道感染，咽喉肿痛，支气管炎，肺脓疡，肺热咳嗽，胸闷痰黏，胃、十二脂肠溃疡，乳腺炎，甲状腺肿大，瘰疬，疮毒等症。用量4.5～9g。不宜与乌头类草药同用。

混伪品

同科植物天目贝母（湖北贝母）*Fritillaria monantha* Migo（异名*Fritillaria hupehensis* Hsiao et K. C. Hsia)的干燥鳞茎易与之混淆。参见"湖北贝母"项。

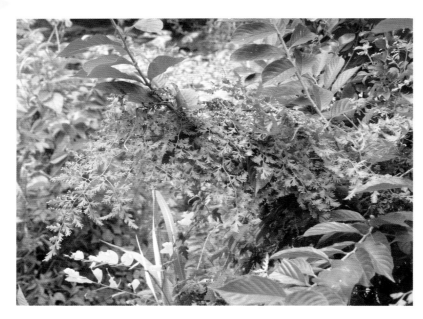

海金沙植株 *Lygodium japonicum*

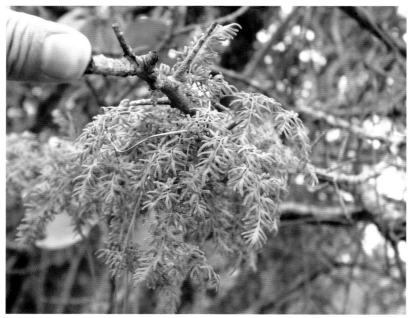

海金沙孢子囊生于能育羽片上
Lygodium japonicum

海金沙

海金沙 Haijinsha

⊙【来源】

海金沙为海金沙科(Lygodiaceae)植物海金沙的干燥成熟孢子。

⊙【原植物】

海金沙 *Lygodium japonicum* (Thunb.) Sw. 别名：竹芫荽，吐丝草，罗网藤。

多年生攀援植物。茎草质，细弱，长达4m。地下茎细而匍匐，被细柔毛。叶为1～2回羽状复叶，

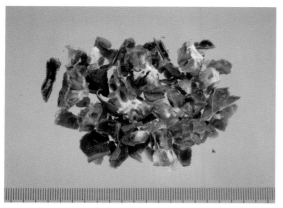

预知子饮片(木通 Akebia quinata)

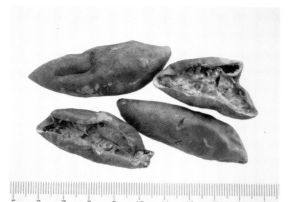

预知子(白木通 Akebia trifoliata. var. australis)

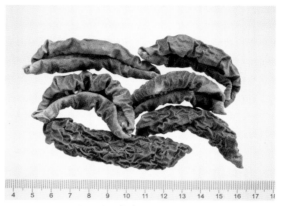

预知子(三叶木通 Akebia trifoliata)

直径1.5～3.5cm。黄棕色或黑褐色，有不规则的深皱纹，顶端钝圆，基部有果梗痕。质硬，破开后，果瓤淡黄色或黄棕色；种子多数，扁长卵形，黄棕色或紫褐色，具光泽，有条状纹理。气微香，味苦。

⊙ 【炮制及饮片】

洗净，晒干。用时打碎。

⊙ 【性味功能】

味苦，性寒。有舒肝理气，活血止痛，利尿，杀虫的功能。

⊙ 【主治用法】

用于脘胁胀痛，经闭痛经，小便不利，蛇虫咬伤。用量3～9g。

【附注】

《Flora of China》及《中国高等植物》将白木通学名Akebia trifoliata var. australis 修订为Akebia trifoliata subsp. australis。

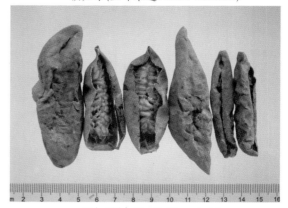

预知子(木通 Akebia quinata)

预知子饮片(白木通 Akebia trifoliata. var. australis)

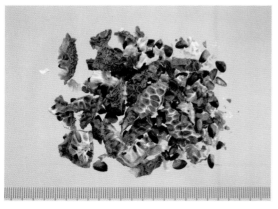

预知子饮片(三叶木通 Akebia trifoliata)

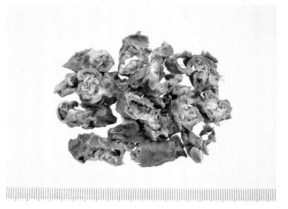

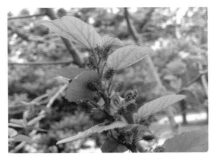
桑 Morus alba

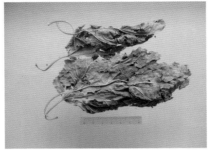
桑叶药材 Morus alba

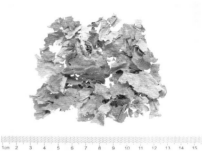
桑叶饮片 Morus alba

桑叶

桑叶 Sangye

【来源】

桑叶为桑科(Moraceae)植物桑的干燥叶。

【原植物】

桑 Morus alba L.

落叶乔木。树皮灰褐色，浅纵裂。幼枝光滑或有毛。单叶，互生，卵形或宽卵形，长6~15cm，宽5~13cm，先端急尖或钝，基部近心形，叶缘具锯齿，有时成不规则的分裂，上面近光滑，下面脉有疏毛，脉腋有簇生毛；叶柄长1.5~3.5cm，具柔毛；托叶披针形，早落。雌、雄花均成柔荑花序，花单性，雌雄异株。雄花花被片4，雄蕊与花被片同数且对生，中央具不育雌蕊。雌花花被片4，结果时肉质化，常无花柱；柱头2裂，宿存。聚花果（桑椹），长1~2.5cm，成熟时为黑紫色或白色。花期5月，果期6月。

【生境分布】

多栽培于村旁、田间。分布于全国各省。

【采收加工】

初霜后采收，除去杂质，晒干。

【药材性状】

桑叶多皱缩、破碎。完整者有柄，叶片展平后呈卵形或宽卵形，长8~15cm，宽7~13cm；先端渐尖，基部截形、圆形或心形，边缘有锯齿。上表面黄绿色或浅黄棕色，有小疣状突起；下表面颜色稍浅，叶脉突出，小脉网状，脉上被疏毛，脉基具簇毛。质脆。气微，味淡、微苦涩。

【炮制及饮片】

除去杂质，搓碎，去柄，筛去灰屑。

【性味功能】

味苦、甘，性寒。有疏散风热，清肺润燥，清肝明目的功能。

【主治用法】

用于风热感冒，肺热燥咳，头晕头痛，目赤昏花。用量6~9g。

桑白皮

桑白皮 Sangbaipi

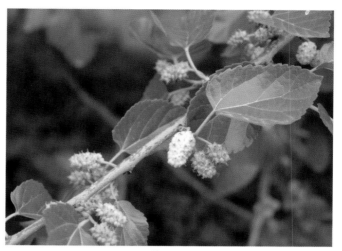

桑 *Morus alba*

⊙ 【来源】

桑白皮为桑科(Moraceae)植物桑的干燥根皮。

⊙ 【原植物】

桑 *Morus alba* L.参见"桑叶"项。

⊙ 【生境分布】

多栽培于村旁、田间。分布于全国各省。

⊙ 【采收加工】

夏末叶落时至次春发芽前采挖根部，刮去黄棕色粗皮，纵向剖开，剥取根皮，晒干。

⊙ 【药材性状】

桑白皮扭曲卷筒状、槽状或板片状，长短宽窄不一，厚 1~4mm。外表面白色或淡黄白色，较平坦；内表面黄白色或灰黄色，有细纵纹。体轻，质韧，纤维性强，难折断。易纵向撕裂，撕裂时有粉尘飞扬。气微，味微甘。

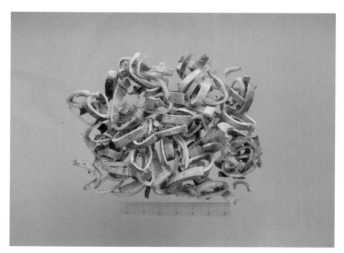

桑白皮饮片 *Morus alba*

⊙ 【炮制及饮片】

桑白皮　洗净，稍润，切丝，干燥。

蜜桑白皮　取桑白皮丝，加适量蜂蜜，炒至不粘手时取出，晾凉。

⊙ 【性味功能】

味甘，性寒。有泻肺平喘，利水消肿的功能。

⊙ 【主治用法】

用于肺热喘咳，水肿胀满尿少，面目肌肤浮肿。用量 6 ~ 12g。

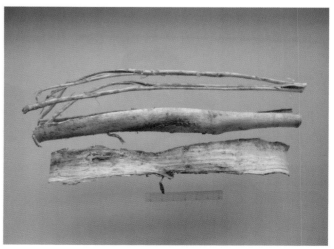

桑白皮药材 *Morus alba*

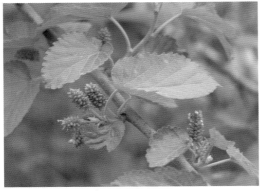

桑 Morus alba

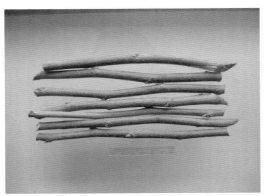

桑枝药材 Morus alba

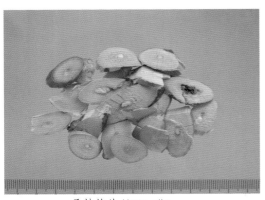

桑枝饮片 Morus alba

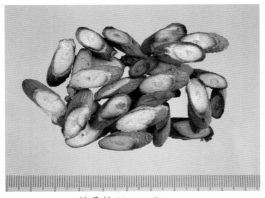

炒桑枝 Morus alba

桑枝

桑枝 Sangzhi

⊙ 【来源】

桑枝为桑科(Moraceae)植物桑的干燥嫩枝。

⊙ 【原植物】

桑 Morus alba L. 参见 "桑叶" 项。

⊙ 【生境分布】

多栽培于村旁、田间。分布于全国各省。

⊙ 【采收加工】

春末夏初采收，晒干。

⊙ 【药材性状】

桑枝长圆柱形，少有分枝，长短不一，直径 0.5~1.5cm。表面灰黄色或黄褐色，有多数黄褐色点状皮孔及细纵纹，并有灰白色略呈半圆形的叶痕和黄棕色的腋芽。质坚韧，不易折断，断面纤维性。切片厚 0.2~0.5cm ，皮部较薄，木部黄白色，射线放射状，髓部白色或黄白色。气微，味淡。

⊙ 【炮制及饮片】

桑枝　未切片者，洗净，润透，切厚片，晒干。
炒桑枝　取桑枝片，清炒至微黄色。

⊙ 【性味功能】

味微苦，性平。具祛风湿，利关节的功能。

⊙ 【主治用法】

用于肩臂、关节酸痛麻木。用量9～15g。

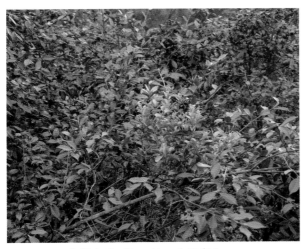

桑寄生 *Taxillus chinensis* 及寄主

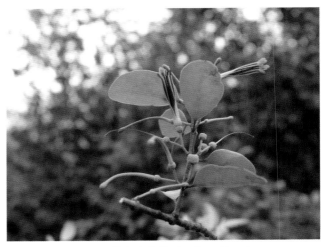

桑寄生花枝 *Taxillus chinensis*

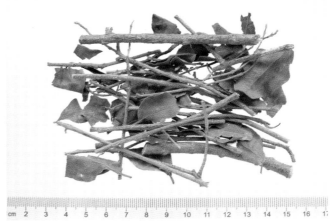

桑寄生药材 *Taxillus chinensis*

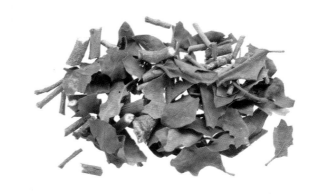

桑寄生饮片 *Taxillus chinensis*

桑寄生

桑寄生 Sangjisheng

⊙ 【来源】

桑寄生为桑寄生科(Loranthaceae)植物桑寄生的带叶茎枝。

⊙ 【原植物】

桑寄生 *Taxillus chinensis* (DC.) Danser

常绿寄生小灌木,高达1m。老枝无毛,茎黄绿色或绿色,常2~3叉状分枝,节部膨大,节间圆柱形,具灰黄色皮孔。叶对生或近对生,叶柄长5~15mm,无毛,叶卵形,长3~7cm,宽2~4cm,顶端钝或圆,基部圆形或阔楔形,全缘。花1~3朵排列成聚伞花序,1~2个生于叶腋,被红褐色星状毛;苞片小,鳞片状;花萼近球形;花冠紫红色,顶端卵圆形,裂片4,外展;雄蕊4,生于裂片上,花药长于花丝;子房上位,柱头球状。果椭圆形,长6~9mm,直径4~6mm,具小瘤体及疏毛,花期4~10月。

⊙ 【生境分布】

寄生于多种树上。分布于福建、台湾、广东、广西等省区。

⊙ 【采收加工】

冬季至次春采割，除去粗茎，切段，干燥，或蒸后干燥。

⊙ 【药材性状】

茎枝圆柱形，长3~4cm，直径0.2~1cm；表面红褐色或灰褐色，具多数棕色点状纵裂皮孔；质坚硬，断面不整齐，木部淡红棕色；叶对生，革质，大多破碎，多卷曲，具短柄，完整者展平后呈卵形或长卵形，全缘，表面黄棕色，幼嫩枝叶具褐色星状毛。气微，味微涩。

⊙ 【炮制及饮片】

除去杂质，略洗，润透，切厚片，干燥。

⊙ 【性味功能】

味苦、甘，性平。有补肝肾，强筋骨，祛风湿，降血压，安胎下乳的功能。

⊙ 【主治用法】

用于风湿痹痛，腰膝酸软，筋骨无力，崩漏经多，妊娠漏血，胎动不安；高血压等症。用量9~15g。

混 伪 品

1. 同科植物槲寄生 *Viscum coloratum* 曾与桑寄生植物同为桑寄生药材的基源。参见"槲寄生"项。

2. 不同地区混作桑寄生使用的还有以下多种同科植物：

a、四川寄生 *Taxillus sutchuenensis* Danser，成长叶下面被茸毛；花冠具冠筒，冠筒顶部分裂成裂片；果长圆形。

b、红花寄生 *Scurrula parasitica* L.，花冠花蕾时管状，纤细；花冠具冠筒，冠筒顶部分裂成裂片；花托及果实的下半部变狭呈梨形。

c、油茶离瓣寄生 *Helixanthera sampsoni* Danser，花冠无冠筒，花瓣离生。

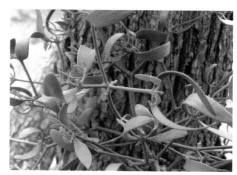

槲寄生 *Viscum coloratum*

红花寄生
Scurrula parasitica

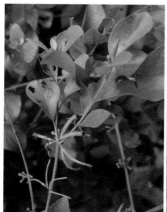

油茶离瓣寄生
Helixanthera sampsoni

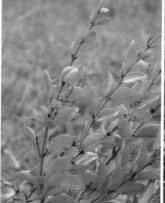

油茶离瓣寄生与寄主
Helixanthera sampsoni

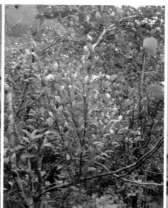

槲寄生及寄主
Viscum coloratum

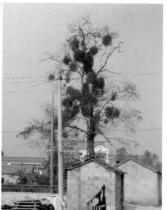

桑椹
桑椹 Sangshen

⊙ 【来源】

桑椹为桑科(Moraceae)植物桑的干燥果穗。

⊙ 【原植物】

桑 *Morus alba* L. 参见"桑叶"项。

⊙ 【生境分布】

多栽培于村旁、田间。分布于全国各省。

⊙ 【采收加工】

4～6月果实变红时采收,晒干,或略蒸后晒干。

⊙ 【药材性状】

桑椹为聚花果,由多数小瘦果集合而成,呈长圆形,长1～2cm,直径0.5～0.8cm。黄棕色、棕红色至暗紫色,有短果序梗。小瘦果卵圆形,稍扁,长约2mm,宽约1mm,外具肉质花被片4枚。气微,味微酸而甜。

⊙ 【性味功能】

味甘、酸,性寒。有补血滋阴,生津润燥的功能。

⊙ 【主治用法】

用于眩晕耳鸣,心悸失眠,须发早白,津伤口渴,内热消渴,血虚便秘。用量9～15g。

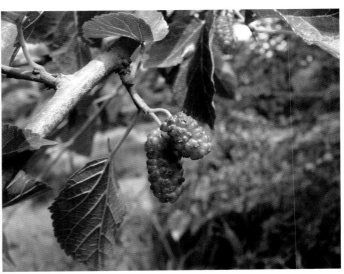

桑的果枝 *Morus alba*

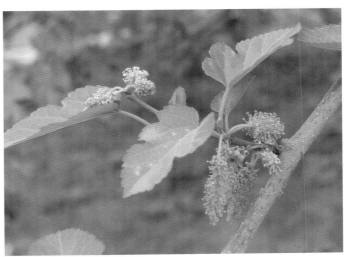

桑的花枝 *Morus alba*

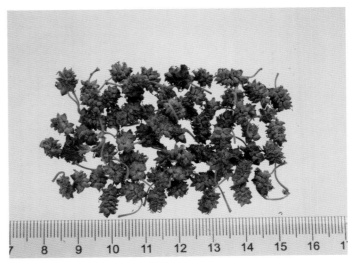

桑椹 *Morus alba*

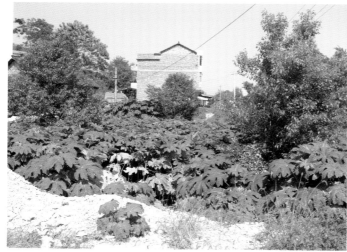

通脱木生境 *Tetrapanax papyriferus*

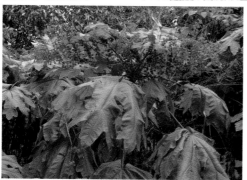

通脱木 *Tetrapanax papyriferus*

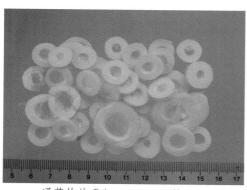

通草饮片 *Tetrapanax papyriferus*

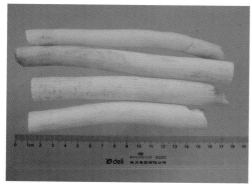

通草药材 *Tetrapanax papyriferus*

通草

通草 Tongcao

⊙ 【来源】

通草为五加科 (Araliaceae) 植物通脱木的干燥茎髓。

⊙ 【原植物】

通脱木 *Tetrapanax papyriferus* (Hook.) K. Koch

灌木或小乔木，高3 m。树皮深棕色，皱裂，有叶痕和大形皮孔，茎木质松脆，髓大，纸质，白色，幼枝表面浅红褐色，密生黄色星状绒毛，后脱落。叶大型，集生于茎顶，叶柄长30～50 cm，托叶膜质锥形；叶轮廓近圆形，长45～75cm，掌状5～11裂，裂片通常为叶片全长的1/3或1/2，裂片卵形或卵状长圆形，通常再分裂为2～3小裂片，先端渐尖，基部心形，边缘具疏锯齿，上面微被毛，下面密被灰色星状毛。多数球状聚伞花序聚集成圆锥花序大型，长50 cm以上，密生白色星状绒毛；花黄白色，密被星状毛，花萼不显；雄蕊和花瓣4或5；子房下位，紫红色。核果状浆果，球形，紫黑色。花期10～12月，果期次年1～2月。

⊙ 【生境分布】

生于向阳地区肥厚的土壤上，偶有栽培。分布于我国黄河以南各省区。

⊙ 【采收加工】

秋季割取茎，截成段，趁鲜取出髓部，理直，晒干。

⊙ 【药材性状】

通草圆柱形，长20～40cm，直径1～2.5cm。白色或淡黄色，有浅纵沟纹。体轻，质松软，稍有弹性，易折断，断面平坦，显银白色光泽，中部有直径0.3～1.5cm的空心或半透明的薄膜，纵剖面呈梯状排列，实心者少见。无臭，无味。

⊙ 【炮制及饮片】

除去杂质，切厚片。

⊙ 【性味功能】

味甘、淡，性微寒。有清热利尿，通气下乳的功能。

⊙ 【主治用法】

用于湿温尿赤，淋病涩痛，水肿尿少，乳汁不下。用量3～5g。

 混 伪 品

通草易与小通草混淆。小通草为旌节花科植物喜马山旌节花 *Stachyurus himalaicus*、中国旌节花 *Stachyurus chinensis* 或山茱萸科植物青荚叶 *Helwingia japonica* 的干燥茎髓。参见"小通草"项。

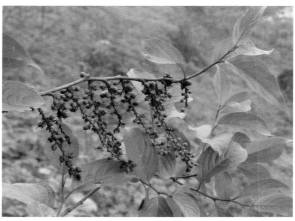
喜马山旌节花 *Stachyurus himalaicus*

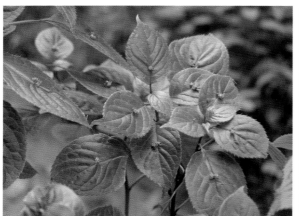
青荚叶 *Helwingia japonica*

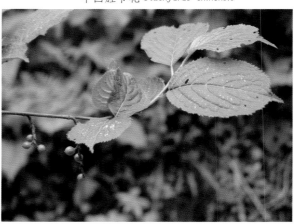
中国旌节花 *Stachyurus chinensis*

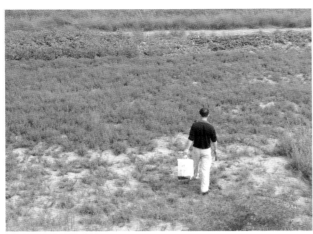

黄芩种植园 *Scutellaria baicalensis*

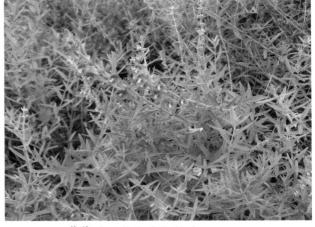

黄芩 *Scutellaria baicalensis*

黄芩

黄芩 Huangqin

【来源】

黄芩为唇形科(Labiatae)植物黄芩的干燥根。

【原植物】

黄芩 *Scutellaria baicalensis* Georgi

多年生草本。根茎肥厚，肉质。茎直立或斜升，多分枝。叶披针形或条状披针形，先端钝或稍尖，基部圆形，全缘，两面无毛或疏被短柔毛，下面密被下陷的腺点。花序顶生，总状，常于茎顶聚成圆锥状；下部的苞片叶状，上部的苞片较小为卵状披针形；花萼开花时长 4mm，果时增大。花冠紫色、紫红色或蓝色，二唇形；上唇盔状，先端微裂；下唇 3 裂，中裂片近圆形。雄蕊 4，稍露出，前对较长，后对较短。子房 4 裂，光滑，褐色；花盘环状。小坚果，卵圆形。花期 7～8 月，果期 8～9 月。

【生境分布】

生于向阳的干燥山坡、路边、草地等。分布于辽宁、吉林、河北、河南、山东、山西、内蒙古、甘肃。

【采收加工】

春、秋二季采挖，除去须根及泥沙，晒后撞去粗皮，晒干。

【药材性状】

黄芩圆锥形，扭曲，长 8～25cm，直径 1～3cm。棕黄色或深黄色，有稀疏的疣状细根痕，上部较粗糙，有扭曲的纵皱或不规则的网纹，下部有顺纹和细皱。质硬而脆，易折断，断面黄色，中间红棕色；老根中心枯朽状或中空，呈暗棕色或棕黑色。气微，味苦。

【炮制及饮片】

黄芩片 除去杂质，置沸水中煮 10 分钟，取出，闷透，切薄片，干燥；或蒸半小时，取出，切薄片，

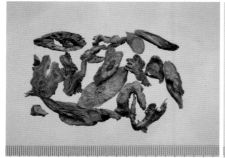

黄芩饮片 *Scutellaria baicalensis*

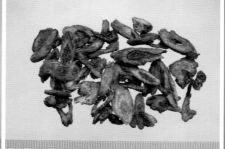

酒黄芩 *Scutellaria baicalensis*

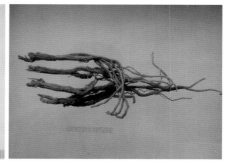

黄芩药材 *Scutellaria baicalensis*

干燥（注意避免曝晒）。

酒黄芩 取10kg黄芩片，加黄酒1kg拌匀，闷透，置锅内，用文火炒干，取出，放凉。

⊙ 【性味功能】

味苦，性寒。有清热燥湿，泻火解毒，止血，安胎的功能。

⊙ 【主治用法】

用于湿温、暑温胸闷呕恶，湿热痞满，泻痢，黄疸，肺热咳嗽，高热烦渴，血热吐衄，痈肿疮毒，胎动不安。用量3~9g。

同科植物滇黄芩 *Scutellaria amoena*、粘毛黄芩 *Scutellaria viscidula*、甘肃黄芩 *Scutellaria rehderiana* 的干燥根在部分地区作黄芩使用，它们间主要区别点见如下检索表：

1. 茎叶稍具圆齿或圆齿状锯齿；花冠紫或蓝紫色···滇黄芩 *Scutellaria amoena*

1. 茎叶全缘或近全缘。

2. 茎被腺短柔毛；叶两面密被黄色腺点···粘毛黄芩 *Scutellaria viscidula*

2. 茎近无毛或被短柔毛，无腺毛；叶两面无凹腺点或下面被凹腺点

3. 叶下面被凹腺点···黄芩 *Scutellaria baicalensis*

3. 叶下面无凹腺点···甘肃黄芩 *Scutellaria rehderiana*

甘肃黄芩 *Scutellaria rehderiana*

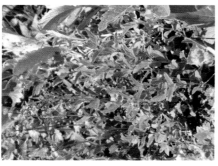

粘毛黄芩 *Scutellaria viscidula*

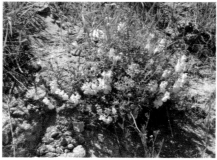

滇黄芩 *Scutellaria amoena*

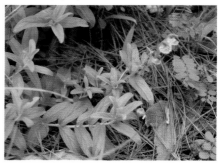

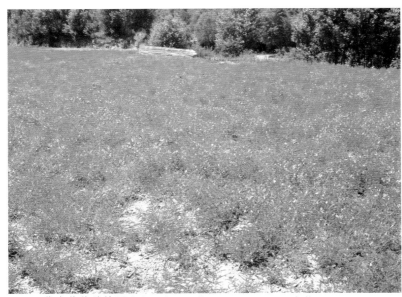

蒙古黄芪种植园 Astragalus membranaceus var. mongholicus

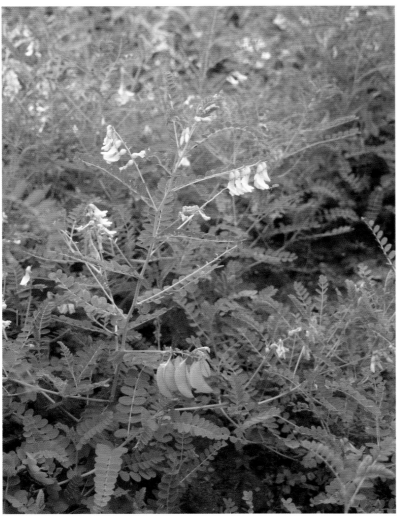

蒙古黄芪花枝 Astragalus membranaceus var. mongholicus

黄芪

黄芪 Huangqi

⊙ 【来源】

黄芪为豆科(Leguminosae)植物蒙古黄芪或膜荚黄芪的干燥根。

⊙ 【原植物】

1. 蒙古黄芪 *Astragalus membranaceus* Bge. var. *mongholicus* Hsiao

多年生直立草本。株高40~100cm。茎上部分枝,有棱,有毛。单数羽状复叶,托叶三角状披针形,长3~8mm,先端渐尖;小叶12~18对,较小,椭圆形或长圆形,长4~9mm,宽3~5mm,两端近圆形,上面无毛,下面有短柔毛。总状花序生于茎的上部叶腋,花序梗比复叶长;花多数,排列较稀疏。苞片线状披针形,比花梗短或近等长;萼钟状,长5~6mm,有黑色短毛;萼齿不等长,三角形至披针形,比萼筒短;花冠黄色,长18~20mm,旗瓣倒卵状长圆形,比翼瓣长;翼瓣与龙骨瓣近等长。子房有柄，光滑无毛，结果时延伸突出萼外。荚果半椭圆形，果皮膜质，光滑无毛，稍膨胀，长11～15mm，先端有短喙。花期6～7月。果期7～8月。

2. 膜荚黄芪 *Astragalus membranaceus* Bge.

多年生直立草本。株高1m以上。上部分枝，具细棱，有毛。奇数羽状复叶。托叶条状披针形，长约6mm，基部与叶贴生。小叶13～31，椭圆状卵形至长圆状卵形，也有为椭圆形或长圆形的，长7～30mm，宽3～12mm，先端钝圆或稍凹，基部圆形，上面无毛，下面有毛。总状花序生于茎和枝的上部叶腋，花序梗比复叶长或近等长。苞片线状披针形，比花梗长。萼钟状，有毛。花冠黄色或淡黄色，旗瓣倒卵形，先端稍凹，基部有短爪；翼瓣与龙骨瓣近等长，比旗瓣稍短。子房有柄，结果时延伸突出萼筒外。荚果半椭圆形，长20～30mm，宽8～12mm，果皮膜质，稍膨胀。种子3～8粒。花期7～8月，果期8～9月。

【生境分布】

蒙古黄芪生于向阳草地及山坡，分布于黑龙江、吉林、河北、内蒙古、山西等省、自治区。

膜荚黄芪生于林缘、灌丛、林间草地及疏林下，分布于东北、华北、西北及山东、四川等省区。

【采收加工】

春、秋二季采挖，除去须根及根头，晒干。

【药材性状】

黄芪圆柱形，有的有分枝，上端较粗，长30～90cm，直径1～3.5cm。淡棕黄色或淡棕褐色，有不整齐的纵皱纹或纵沟。质硬而韧，不易折断，断面纤维性强，并显粉性，皮部黄白色，木部淡黄色，有放射状纹理及裂隙，老根中心偶有枯朽状，黑褐色或呈空洞。气微，味微甜，嚼之微有豆腥味。

炙黄芪为圆形或椭圆形片状，直径0.8～3.5cm，厚0.1～0.4cm。外表皮浅棕黄或棕褐色，略有光泽，可见纵皱纹或纵沟。切面皮部浅黄色，木质部黄色，有放射状纹理及裂隙，有的中心偶有枯朽状，黑褐色或呈空洞。具蜜香气，味甜，略带黏性，嚼之微有豆腥味。

【炮制及饮片】

除去杂质，大小分开，洗净，润透，切厚片，干燥。

炙黄芪 将炼蜜加适量沸水稀释后，加入黄芪片拌匀，闷透，置锅内，用文火炒至不粘手，取出，放凉。每100kg

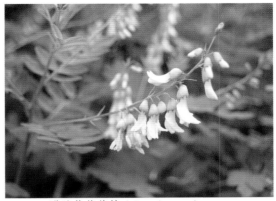
膜荚黄芪花枝 *Astragalus membranaceus*

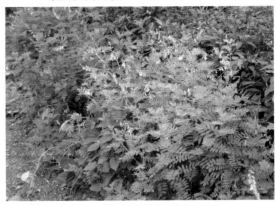
膜荚黄芪 *Astragalus membranaceus*

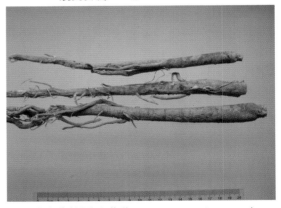
黄芪药材(膜荚黄芪 *Astragalus membranaceus*)

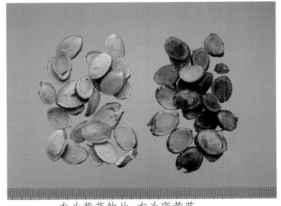
左为黄芪饮片,右为蜜黄芪
(膜荚黄芪 *Astragalus membranaceus*)

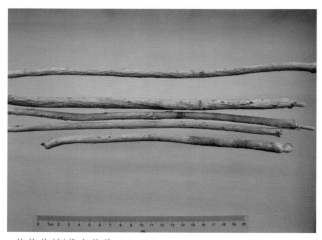

黄芪药材(蒙古黄芪 Astragalus membranaceus var. mongholicus)

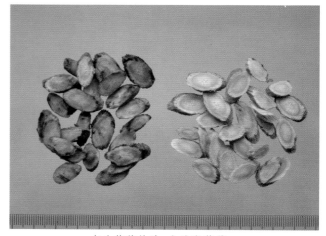

右为黄芪饮片,左为蜜黄芪
(蒙古黄芪 Astragalus membranaceus var. mongholicus)

黄芪片,用炼蜜25kg。

⊙ 【性味功能】

味甘,性温。有补气固表,利尿托毒,排脓,敛疮生肌的功能。炙黄芪有益气补中的功能。

⊙ 【主治用法】

用于气虚乏力,食少便溏,中气下陷,久泻脱肛,便血崩漏,表虚自汗,气虚水肿,痈疽难溃,久溃不敛,血虚萎黄,内热消渴;慢性肾炎蛋白尿,糖尿病。用量9～30g,煎服。

炙黄芪用于气虚乏力,食少便溏。

补气宜炙用;止汗,利尿,托毒排脓生肌宜生用。

混 伪 品

黄芪易与红芪混淆。红芪药材表面为灰红棕色,为同科植物多序岩黄芪 Hedysarum polybotrys的干燥根。参见"红芪"项。

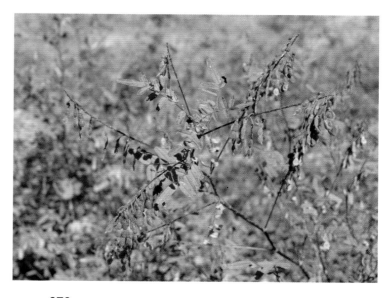

多序岩黄芪 Hedysarum polybotrys

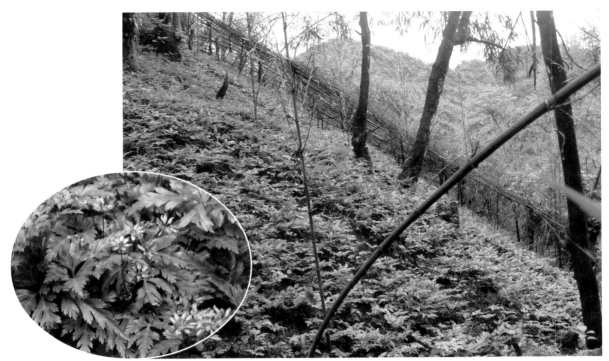

黄连果株 *Coptis chinensis*   黄连种植园 *Coptis chinensis*

黄连

黄连 Huanglian

⊙ 【来源】

黄连为毛茛科（Ranunculaceae）植物黄连、三角叶黄连或云连的干燥根茎。

⊙ 【原植物】

1. 黄连 *Coptis chinensis* Franch. 别名：味连，鸡爪黄连。

多年生草本，高20~50cm。根茎细长柱状，黄色，多分枝，节多而密；须根多数。叶基生，叶柄长5~12cm，叶片坚纸质，三角状卵形，长3~8cm，宽2.5~7cm，三全裂，中央裂片有细柄，裂片卵状菱形，羽状深裂，边缘有锐锯齿，侧生裂片无柄，不等的二深裂，斜卵形。花葶1~2，高12~25cm；顶生聚伞花序有花3~8朵，总苞片3，披针形，羽状深裂；小苞片圆形；萼片5，黄绿色，狭卵形，长9~12mm，花瓣线状，倒披针形，长5~7mm，中央有蜜槽；雄蕊多数，长6mm，外轮雄蕊较花瓣稍短或近等长；心皮8~12，离生，有短柄。菁葖果8~12，长6~8mm，有细长梗。花期2~4月，果期3~6月。

2. 三角叶黄连 *Coptis deltoidea* C. Y. Cheng et Hsiao 别名：雅连，峨眉连。

根状茎黄色，不分枝或少分枝，葡匐茎横走。叶片纸质，卵形，三全裂，裂片具明显的柄，中央裂片三角状卵形，羽状深裂，深裂片多少彼此密接。雄蕊长仅为花瓣的1/2左右。

3. 云连 *Coptis teeta* Wall. 别名：云南黄连。

多年生草本，与黄连形态相似，主要区别为：根茎较少分枝，节间密。中央裂片卵状菱形或长菱形，羽状深裂3~6对，小裂片披此距离稀疏。多歧聚伞花序，有花3~5朵，苞片椭圆形，3深裂或羽状深裂；花萼卵形或椭圆形；花瓣线状匙形或卵状匙形，先端圆或钝，中部以下变狭成细长的爪，中央有蜜槽；心皮8~15。

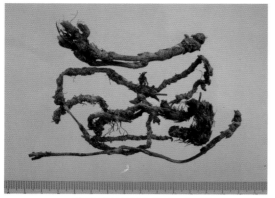

黄连药材(云连 *Coptis teeta*)

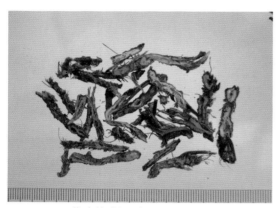

黄连饮片(云连 *Coptis teeta*)

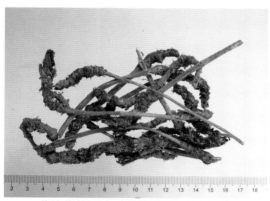

黄连药材(三角叶黄连 *Coptis deltoidea*)

黄连饮片(三角叶黄连 *Coptis deltoidea*)

黄连饮片(黄连 *Coptis chinensis*)

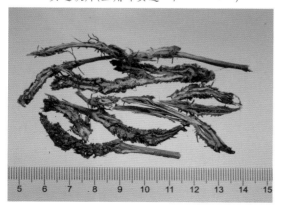

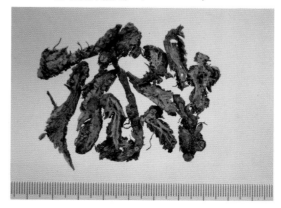

⊙ 【生境分布】

　　黄连野生与栽培，生于山地林中阴湿处，分布于陕西、湖北、湖南、贵州、四川等省区。三角叶黄连生于山地凉湿有荫处，栽培于四川西部等地。云连生于海拔1500～2300 m常绿阔叶林下，分布于云南、西藏等地。

⊙ 【采收加工】

　　栽培4～6年后即可采挖，以第5年采挖为好，常在秋末冬初，挖取根茎，除去地上部、须根及泥沙，烘干，温度应慢慢增高，撞去残留须根及灰渣。

⊙ 【药材性状】

　　黄连：多集聚成簇，常弯曲，形如鸡爪，单枝根茎长3～6cm，直径0.3～0.8cm。表面灰黄色或黄褐色，粗糙，有不规则结节状隆起、须根及须根残基，有的节间表面平滑如茎杆，习称"过桥"。上部多残留褐色鳞叶，顶端常留有残余的茎或叶柄。质硬，断面不整齐，皮部橙红色或暗棕色，木部鲜黄色或橙黄色，呈放射状排列，髓部有的中空。气微，味极苦。

　　三角叶黄连：多为单枝，略呈圆柱形，微弯曲，长4～8cm，直径0.5～1cm。"过桥"较长。顶端有少许残茎。

　　云连：弯曲呈钩状，多为单枝，较细小。

⊙ 【炮制】

　　黄连　除去杂质，润透后切薄片，晾干，或用时捣碎。

　　酒黄连　取净黄连，加酒拌匀，闷透，置锅内，用文火炒干，取出，放凉。每100kg黄连，用黄酒12.5kg。

　　姜黄连　取净黄连，加姜汁拌匀，置锅内，用文火炒至姜汁被吸尽或炒至干。每100kg黄连，用生姜12.5kg。

　　萸黄连　取吴茱萸加适量水煎煮，煎液与净黄连拌匀，待液吸尽，炒干。每100kg黄连，用吴茱萸10kg。

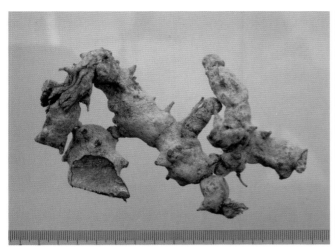

菝葜药材 *Smilax china*

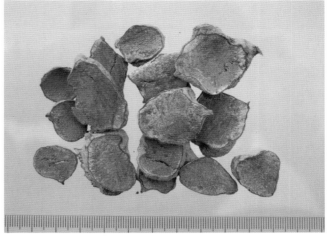

菝葜饮片 *Smilax china*

⊙ 【生境分布】

生于山坡林下，灌木丛中、路旁。分布于陕西、山东、安徽、江苏、浙江、江西、河南、湖北、湖南、四川、广西等省区。

⊙ 【采收加工】

于秋、冬季采挖地下根茎，洗净，除去须根，晒干；或趁鲜切成薄片，晒干即可。

⊙ 【药材性状】

根状茎为不规则块状或略呈扁柱状，具隆起的结节和不规则凹陷，长 10～20cm，直径 1～2.5cm。外表黄棕色或紫棕色，顶端圆锥状突起，有坚硬的须根残基及芽痕。质坚硬，断面红棕色或黄棕色，粗纤维性。味微苦。

⊙ 【炮制及饮片】

除去杂质；未切片者，浸泡，洗净，润透，切薄片，干燥。

⊙ 【性味功能】

味甘、淡，性平。有祛风除湿，解毒消肿的功能。

⊙ 【主治用法】

用于风湿性关节痛，跌打损伤，胃肠炎，痢疾，糖尿病，癌症，蜂窝组织炎，急性淋巴结炎等症。用量：15～30g。

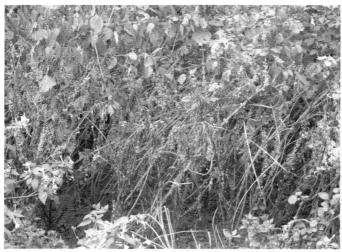

菟丝子生境 *Cuscuta chinensis*

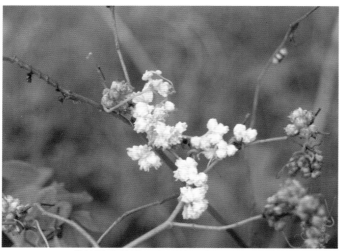

菟丝子花枝 *Cuscuta chinensis*

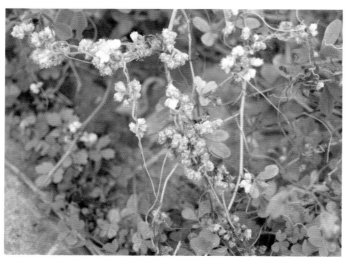

菟丝子果枝 *Cuscuta chinensis*

菟丝子

菟丝子 Tusizi

⊙ 【来源】

菟丝子为旋花科(Convolvulaceae)植物菟丝子的干燥成熟种子。

⊙ 【原植物】

菟丝子 *Cuscuta chinensis* Lam.

一年生寄生植物。茎缠绕,纤细,黄色,无叶。花多数簇生,花柄粗壮;苞片和小苞片小,鳞片状;花萼杯状,5裂,中部以下连合,裂片三角形,顶端钝;花冠白色,壶状或钟状,顶端5裂,裂片向外反曲,宿存;雄蕊5,着生于花冠裂片弯缺的微下处,与花冠裂片互生;鳞片5,长圆状,边缘流苏状;子房近球形,2室;花柱2,柱头球形。蒴果,近球形,几乎全为宿存的花冠所包围,成熟时整齐地周裂。种子卵形,淡褐色,表面粗糙。花期7~8月,果期8~9月。

⊙ 【生境分布】

生于田边、荒地及灌木丛中,多寄生于豆科、菊科、藜科等植物上。分布于全国各地。

⊙ 【采收加工】

秋季果实成熟时,采收植株,晒干,打下种子,除去杂质。

⊙ 【药材性状】

菟丝子类球形,直径1~1.5mm。表面灰棕色或黄棕色,具细密突起的小点,一端有微凹的线形种脐。质坚实,不易以指甲压碎。气微,味淡。

⊙ 【炮制及饮片】

菟丝子 除去杂质,洗净,晒干。

盐菟丝子 取净菟丝子,加盐水拌匀,

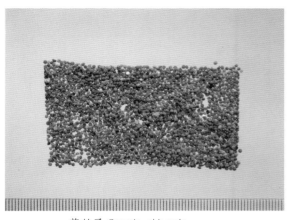

菟丝子 Cuscuta chinensis

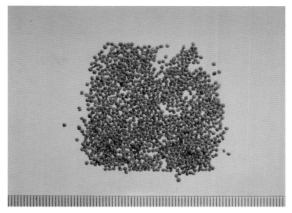

盐菟丝子 Cuscuta chinensis

闷透，置锅内，以文火加热，炒至微鼓起，取出，放凉。一般每100kg净药材，用食盐2kg。

本品表面棕黄色，裂开，略有香气。加沸水浸泡后，表面有黏性，煎煮后可露出黄色至棕褐色卷旋状的胚。

⊙ 【性味功能】

味甘，性温。有滋补肝肾，固精缩尿，安胎，明目，止泻的功能。

⊙ 【主治用法】

用于阳痿遗精，尿有余沥，遗尿尿频，腰膝酸软，目昏耳鸣，肾虚胎漏，胎动不安，脾肾虚泻；外治白癜风。用量6～12g；外用适量。

混 伪 品

同科植物南方菟丝子 Cuscuta australis、金灯藤 Cuscuta japonica 的干燥成熟种子混为菟丝子使用，它们间主要区别见如下检索表：

1. 花柱1；花序穗状、总状或圆锥状；茎较粗；常寄生木本植物……………………………………金灯藤 Cuscuta japonica
1. 花柱2，伸长；密集聚伞状伞形花序或团伞花序；茎纤细成丝状，常寄生草本植物
   2. 果全为宿存花冠包被，周裂；花冠裂片龙骨状……………………………………菟丝子 Cuscuta chinensis
   2. 果下部为宿存花冠包被，不整齐开裂；花冠裂片扁平……………………………南方菟丝子 Cuscuta australis

南方菟丝子花枝 Cuscuta australis　　南方菟丝子果枝 Cuscuta australis　　金灯藤 Cuscuta japonica

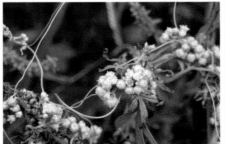
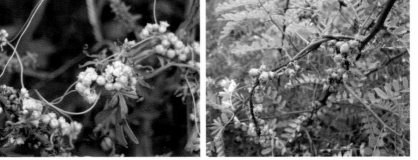

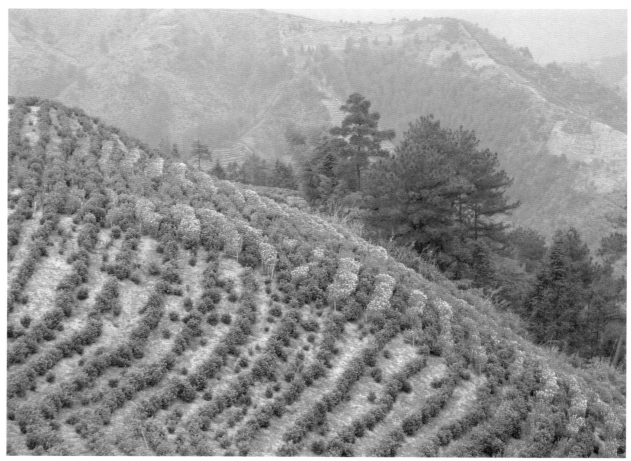

菊的种植园 *Chrysanthemum morifolium*

菊花

菊花 Juhua

⊙ 【来源】

菊花为菊科(Compositae)植物菊的干燥头状花序。

⊙ 【原植物】

菊 *Chrysanthemum morifolium* Ramat.

多年生草本。株高30～90cm。茎直立，基部木质，多分枝，密被白色短柔毛，略带紫红色。叶有柄，卵形至披针形，长5～15cm，宽3～4cm，先端钝或锐尖，基部近心形或宽楔形，羽状深裂或浅裂，裂片长圆状卵形以至近圆形，边缘有缺刻和锯齿，上面深绿色，下面淡绿色，两面密被白色短毛；叶柄长或短，有沟槽。头状花序，单生或数个集生于茎枝顶端，直径2.5～15cm，总苞片3～4层，外层卵形或卵状披针形，绿色，边缘膜质；内层长椭圆形，边缘宽，褐色膜质。舌状花冠白色、黄色、淡红色、淡紫色至紫红色；管状花黄色。花、果期9～10月。

⊙【生境分布】

栽培于气候温暖，阳光充足，排水良好的沙质土壤。分布于华东、华南、中南及西南各省。

⊙【采收加工】

9~11月花盛开时分批采收，阴干或焙干，或熏、蒸后晒干。药材按产地和加工方法不同，分为"亳菊"、"滁菊"、"贡菊"、"杭菊"。

⊙【药材性状】

亳菊 呈倒圆锥形或圆筒形，有时稍压扁呈扇形，直径1.5~3cm，离散。总苞碟状；总苞片3~4层，卵形或椭圆形，草质，黄绿色或褐绿色，外面被柔毛，边缘膜质。花托半球形，无托片或托毛。舌状花数层，雌性，位于外围，类白色，劲直，上举，纵向折缩，散生金黄色腺点；管状花多数，两性，位于中央，为舌状花所隐藏，黄色，顶端5齿裂。瘦果不发育，无冠毛。体轻，质柔润，干时松脆。气清香，味甘、微苦。

滁菊 呈不规则球形或扁球形，直径1.5~2.5cm。舌状花类白色，不规则扭曲，内卷，边缘皱缩，有时可见淡褐色腺点；管状花大多隐藏。

贡菊 呈扁球形或不规则球形，直径1.5~2.5cm。舌状花白色或类白色，斜升，上部反折，边缘稍内卷而皱缩，通常无腺点；管状花少，外露。

杭菊 呈碟形或扁球形，直径2.5~4cm，常数个相连成片。舌状花类白色或黄色，平展或微折叠，彼此粘连，通常无腺点；管状花多数，外露。

⊙【性味功能】

味甘、苦，性微寒。有散风清热，平肝明目，抗菌，降压功能。

⊙【主治用法】

用于风热感冒，头痛眩晕，耳鸣，目赤肿痛，眼花目昏，心胸烦热，疔疮，肿毒，结膜炎，乳腺炎，高血压等。用量5~9g。

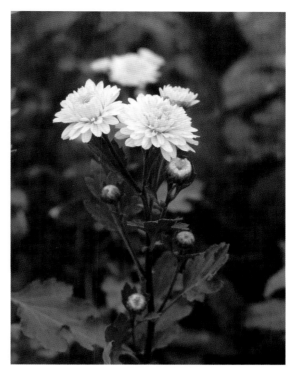

菊的花枝 Chrysanthemum morifolium

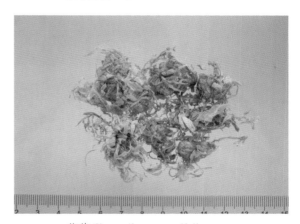

菊花 Chrysanthemum morifolium

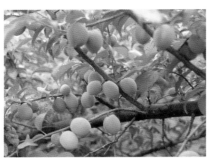
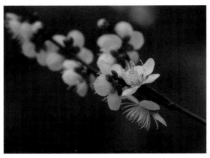
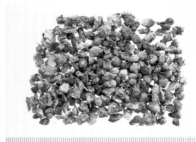

梅的果枝 *Prunus mume*　　　梅的花枝 *Prunus mume*　　　梅花 *Prunus mume*

梅花

梅花 Meihua

⊙ 【来源】

梅花为蔷薇科(Rosaceae)植物梅的干燥花蕾。

⊙ 【原植物】

梅 *Prunus mume* (Sieb.) Sieb. et Zucc.

落叶乔木, 稀为灌木。株高4~10m。树皮灰色或稍带绿色, 光滑无毛。叶狭卵形至宽卵圆形, 长4~8cm, 宽2~4cm, 先端长渐尖, 基部宽楔形, 边缘具细锯齿, 两面微被柔毛; 叶柄长约1cm, 近顶端处有2腺体。花1~2朵, 具极短花梗, 直径2~2.5cm, 有香味。萼筒广钟形, 被短柔毛。萼片近卵圆形。花瓣白色至淡红色。雄蕊多数, 子房密被柔毛。核果, 近球形, 有沟, 直径2~3cm, 黄色或淡绿色, 具柔毛, 味酸。果核卵圆形花期1~2月, 果期5~6月。

⊙ 【生境分布】

东北、华北有盆栽, 长江以南各省有栽培或野生。分布于浙江、福建、湖南、广东、广西、四川、云南等。

⊙ 【采收加工】

1月花未开放时采摘, 及时低温干燥。

⊙ 【药材性状】

梅花球形, 直径3~6mm, 有短梗。苞片数层, 鳞片状, 棕褐色。花萼5, 灰绿色或棕红色。花瓣5或多数, 黄白色或淡粉红色。雄蕊多数; 雌蕊1, 子房密被细柔毛。体轻。气清香, 味微苦、涩。

⊙ 【性味功能】

味酸、涩, 性平。有解郁疏肝, 理气和胃, 解疮毒的功能。

⊙ 【主治用法】

用于郁闷心烦, 肝胃气痛, 梅核气, 瘰疬, 疮毒等症。用量2.5~4.5g。

混 伪 品

《Flora of China》将梅的拉丁名Prunus mume 修订为 *Armeniaca mume*

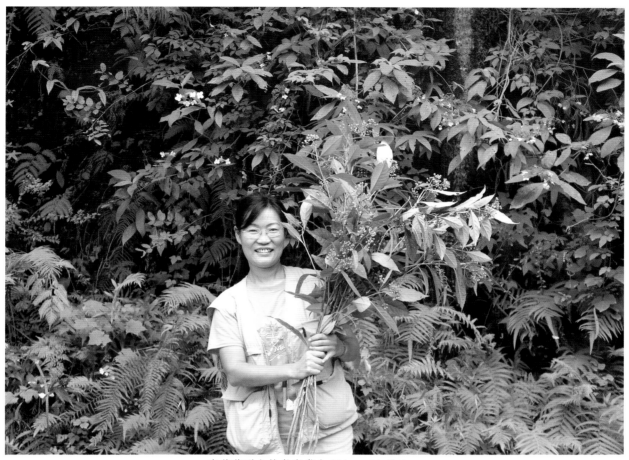

李葆莉副主编考察常山 *Dichroa febrifuga*

常山

常山 Changshan

⊙ 【来源】

常山为虎耳草科(Saxifragaceae)植物常山的根。

⊙ 【原植物】

常山 *Dichroa febrifuga* Lour. 别名：黄常山，鸡骨常山。

灌木，高1~2m。主根圆柱形，木质，常弯曲，长达30cm，黄棕色或灰棕色。茎枝有节，幼时有棕黄色短毛。叶对生，叶柄长1~2cm，叶椭圆形、宽披针形或长圆状倒卵形，长7~15cm，宽2~5cm，先端渐尖，基部楔形，边缘有锯齿，幼时两面疏生棕黄色短毛。伞房状圆锥花序着生于枝顶或上部叶腋，花序梗长约2cm，密生棕黄色短毛；苞片线状披针形，小花梗长3~5mm；花萼管状，淡蓝色，管外密生棕色短毛，萼齿5~6，三角形；花瓣5~6，蓝色，长圆状披针形或卵形，长约8mm，先端钝，基部

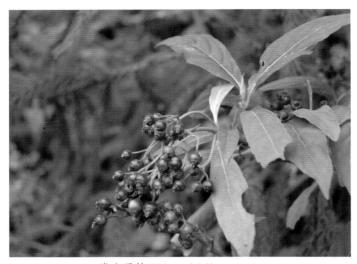

常山果枝 *Dichroa febrifuga*

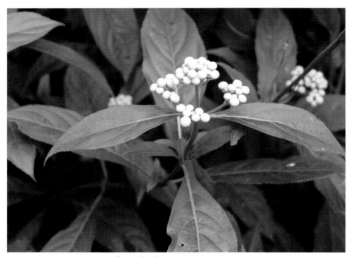

常山花枝 *Dichroa febrifuga*

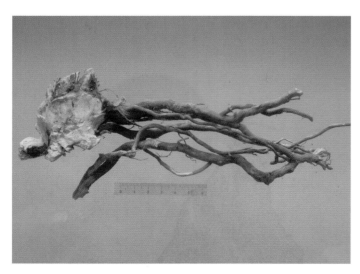

常山药材 *Dichroa febrifuga*

截形，展开后向下反折；雄蕊 10～12，着生于花瓣基部，花药蓝色，长椭圆形，纵裂；子房半下位，长圆形，1 室，花柱 4，柱头椭圆形。浆果球形，直径 5～6mm，蓝色，有宿存萼和花柱。花期 6～7 月。果期 8～9 月。

⊙ 【生境分布】

生于山坡疏林中阴湿处。分布于广西、贵州、云南、四川、湖南、湖北、福建、广东、江西、甘肃及陕西南部。

⊙ 【采收加工】

秋冬季挖取根部，除去茎苗及须根，洗净，晒干。

⊙ 【药材性状】

常山呈圆柱形，常弯曲扭转，或有分枝，长 9～15cm，直径 0.5～2cm。棕黄色，具细纵纹，外皮易剥落，剥落处露出淡黄色木部。质坚硬，不易折断，折断时有粉尘飞扬；横切面黄白色，射线类白色，呈放射状。无臭，味苦。

⊙ 【炮制及饮片】

常山　除去杂质，分开大小，浸泡，润透，切薄片，晒干。

炒常山　取常山片，置热锅中，用文火炒至色变深时，取出，放凉。

⊙ 【性味功能】

味苦、辛，性寒。有除痰，截疟的功能。

⊙ 【主治用法】

用于疟疾，痰饮，胸胁胀满。外用治骨折，跌打损伤。用量 4.5～9g。水煎服，或入丸、散。孕妇忌服，老年体弱慎用。

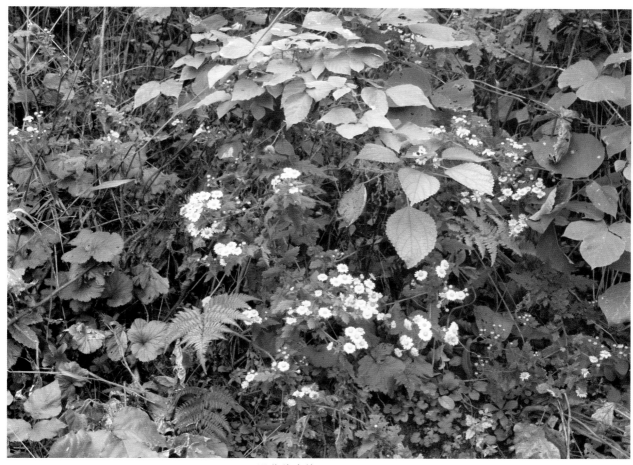

野菊的生境 Chrysanthemum indicum

野菊花

野菊花　Yejuhua

⊙ 【来源】

本品为菊科（Compositae）植物野菊的头状花序。

⊙ 【原植物】

野菊 Chrysanthemum indicum L. 别名：野菊花，山菊花。

多年生草本，高达1m。根状茎粗厚，有分枝。茎基部匍匐状，上部直立。基生叶脱落；茎生叶互生，叶柄有锯齿；叶卵状椭圆形或长圆状卵形，长4~8cm，宽1~3cm，羽状深裂，顶端裂片较大，侧裂片通常2对，卵形或长圆形，边缘浅裂或有锯齿，上面深绿色，有腺体，下面淡绿色，两面有细毛。头状花序顶生，排成伞房状圆锥花序或不规则伞房花序；总苞半球形，长5~6mm，直径8~20mm，总苞片4层，外层椭圆形，较内层稍短，边缘膜质；小花黄色，外围1层舌状花，舌片长10~14mm，先端3浅裂，雌性；中部管状花两性，先端5裂。瘦果长约1.5mm，有5条纵纹，无冠毛。花期9~10月。

⊙ 【生境分布】

生于山野路边、丘陵荒地及林地边缘。除新疆外，全国各地均有野生或栽培。

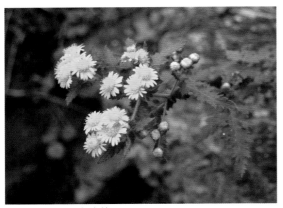

野菊的花枝 *Chrysanthemum indicum*

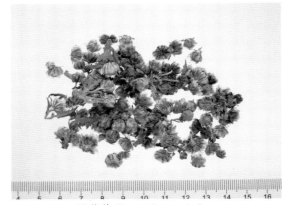

野菊花 *Chrysanthemum indicum*

⊙ 【采收加工】

秋季花初开时采摘，拣去残叶，晒干或蒸后晒干。

⊙ 【药材性状】

呈类球形，直径0.3~1cm，棕黄色。总苞由4~5层苞片组成，外层苞片卵形或条形，外表面中部灰绿色或淡棕色，通常被有白毛，边缘膜质；内层苞片长椭圆形，膜质，外表面无毛。总苞基部有的残留总花梗。舌状花1轮，黄色，皱缩卷曲；管状花多数，深黄色。体轻。气芳香，味苦。

⊙ 【性味功能】

味苦、微辛，性微寒。有清热解毒，泻火，消肿，降血压，清肝明目的功能。

⊙ 【主治用法】

用于头痛眩晕，目赤肿痛，疔疮肿毒，高血压病，肝炎，肠炎，蛇虫咬伤等。用量9~15g。外用适量，煎汤外洗或制膏外涂。

同科植物甘野菊 *Dendranthema lavandulifolium* 的花混作野菊花入药。与野菊的主要区别：甘野菊叶为二回羽状分裂，一回全裂或几全裂。

甘野菊的花枝 *Dendranthema lavandulifolium*

甘野菊的生境 *Dendranthema lavandulifolium*

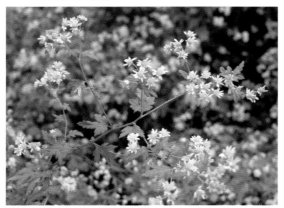

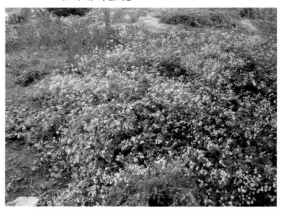

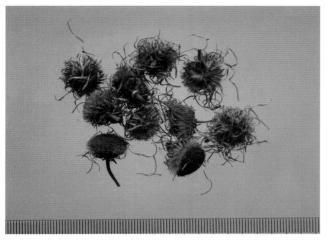

旋覆花药材(旋覆花 *Inula japonica*)

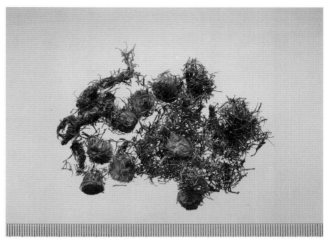

蜜旋覆花(旋覆花 *Inula japonica*)

 【性味功能】

味苦、辛、咸，性微温。有降气，消痰，行水，止呕的功能。

 【主治用法】

用于风寒咳嗽，痰饮蓄结，胸膈痞满，咳喘痰多，呕吐噫气，心下痞硬。用量3~9g。包煎。

混 伪 品

水朝阳旋覆花 *Inula helianthus-aquatica*

同科植物线叶旋覆花 *Inula linariifolia*、湖北旋覆花 *Inula hupehensis*、水朝阳旋覆花 *Inula helianthus-aquatica* 的干燥头状花序混为旋覆花使用，它们主要区别见如下检索表：

1. 瘦果有毛

2. 叶线状披针形，边缘反卷，花序直径1.2~2.5cm·····································
·····························线叶旋覆花 *Inula linariifolia*

2. 叶长圆形或椭圆状披针形，边缘不反卷，花序直径2.5cm以上

3. 叶基部渐窄或急窄或有半抱茎小耳·············旋覆花 *Inula japonica*

3. 叶基部宽大，心形，有耳，半抱茎·············欧亚旋覆花 *Inula britanica*

1. 瘦果光滑无毛

4. 叶长圆形披针形，宽1.5~2.5cm，冠毛4~6条·····························
·····························湖北旋覆花 *Inula hupehensis*

4. 叶卵圆形或卵圆状披针形，宽1.4~4cm，冠毛9~11条·····························
·····························水朝阳旋覆花 *Inula helianthus-aquatica*

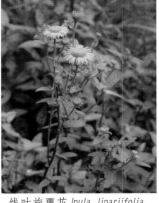

线叶旋覆花 *Inula linariifolia*

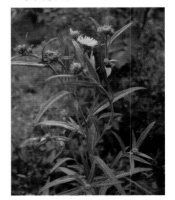

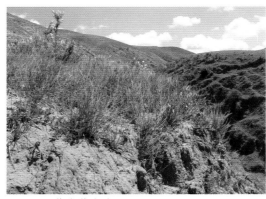

草麻黄生境 *Ephedra sinica*

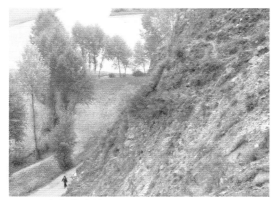

中麻黄生境 *Ephedra intermedia*

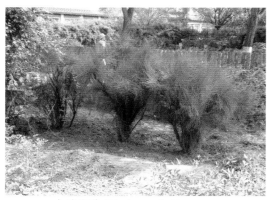

木贼麻黄 *Ephedra equisetina*

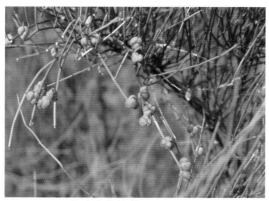

木贼麻黄果枝 *Ephedra equisetina*

麻黄

麻黄　Mahuang

⊙ 【来源】

为麻黄科(Ephedraceae)植物草麻黄、中麻黄和木贼麻黄的干燥草质茎。

⊙ 【原植物】

1. 草麻黄 *Ephedra sinica* Stapf 别名：麻黄，川麻黄。

草本状小灌木。木质茎短，根状茎横卧土中；草质茎直立，长圆柱形，直径1.5~2mm，少分枝，节间长3~4cm，有粗糙感。鳞叶膜质鞘状，下部约1/2合生，抱围茎节，上部2裂。果熟时肉质红色，长圆状卵球形或球形，种子2粒。花期5~6月，果期7~8月。

2. 中麻黄 *Ephedra intermedia* Schrenk et C. A. Mey.

灌木，高40~80cm。木质茎直立或斜升；草质茎较粗壮，圆柱形，常被白粉，呈灰绿色，有对生或轮生的分枝。鳞叶膜质鞘状，下部约1/3合生，上部通常3裂，稀2裂。雄球花数个簇生于节上，卵形，苞片边缘膜质部分较明显，雄花的假花被倒卵形或圆形；雌球花3个轮生或2个对生于节上，长椭圆形。雌球花成熟时苞片红色，肉质，被白粉。种子3。花期5~6月，果期7~8月。

3. 木贼麻黄 *Ephedra equisetina* Bge. 别名：木麻黄，山麻黄。

直立小灌木。木质茎粗壮。小枝较细，中部节间长1.5~2.5cm。叶二裂，裂片钝三角形。雄球花单生或3~4个集生于节上，苞片3~4对，基部约有1/3合生，各有6~8个雄蕊；花丝结合，稍外露。雌球花常2个对生于节上，苞片3对，雌花1~2朵。雌球花熟时红色，肉质，长卵形或卵球形，长8~10mm，多含1粒种子。花期6~7

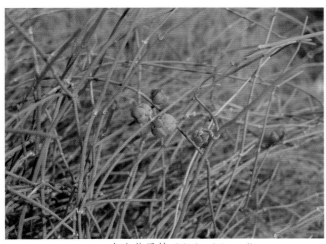

中麻黄果枝 Ephedra intermedia

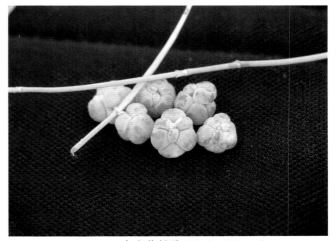

中麻黄鲜果 Ephedra intermedia

月，果期8~9月。

以上3种植物的检索表：

1. 叶(2)3裂；球花的苞片3片轮生或2片对生………………
………………………中麻黄 Ephedra intermedia

1. 叶2(3)裂；球花苞片2片对生
2. 植株无直立木质茎呈草本状…………………………
………………………草麻黄Ephedra sinica
2. 植株通常有直立木质茎呈灌木状…………………
………………………木贼麻黄Ephedra equisetina

⊙ 【生境分布】

草麻黄生于砂质干燥地，分布于吉林、辽宁、河北、河南、山西、陕西、宁夏、甘肃、新疆等省区。中麻黄生于干旱荒漠，干旱多沙石的山地或草地。分布于吉林、辽宁、河北、山东、山西、内蒙古、陕西、宁夏、甘肃、青海、新疆等省自治区。木贼麻黄生于干旱砾质山地、山间谷地。分布于西北及河北、山西、内蒙等地区。

⊙ 【采收加工】

9~10月割取绿色草质茎，扎成小把，在通风处阴干或晾至7~8成干时再晒干。如暴晒过久则发黄；受霜冻则变红，均影响药效。

⊙ 【药材性状】

草麻黄 呈细长圆柱形，少分枝；直径1~2mm。有的带少量棕色木质茎。表面淡绿色至黄绿色，有细纵脊线，触之微有粗糙感。节明显，节间长2~6cm。节上有膜质鳞叶，长3~4mm；裂片2（稀3），锐三角形，先端灰白色，反曲，基部

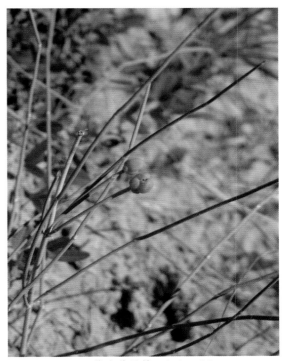

草麻黄果枝 Ephedra sinica

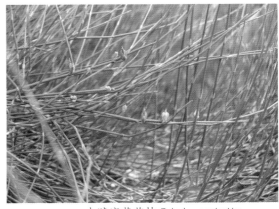

木贼麻黄花枝 Ephedra equisetina

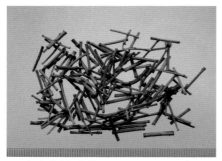

蜜麻黄(中麻黄 *Ephedra intermedia*)

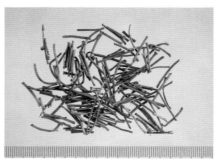

麻黄饮片(草麻黄 *Ephedra sinica*)

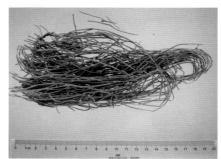

麻黄药材(草麻黄 *Ephedra sinica*)

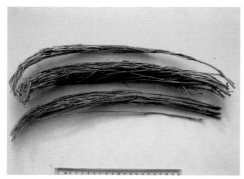

麻黄药材(中麻黄 *Ephedra intermedia*)

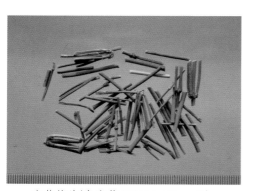

麻黄饮片(中麻黄 *Ephedra intermedia*)

联合成筒状，红棕色。体轻，质脆，易折断，断面略呈纤维性，周边绿黄色，髓部红棕色，近圆形。气微香，味涩、微苦。

中麻黄 多分枝，直径1.5～3mm，有粗糙感。节间长2～6cm，膜质鳞叶长2～3mm，裂片3（稀2），先端锐尖。断面髓部呈三角状圆形。

木贼麻黄 较多分枝，直径1～1.5mm，无粗糙感。节间长1.5～3cm。膜质鳞叶长1～2mm；裂片2（稀3），上部为短三角形，灰白色，先端多不反曲，基部棕红色至棕黑色。

⊙ 【炮制与饮片】

麻黄 除去木质茎、残根及杂质，切段。

蜜麻黄 将炼蜜加适量沸水稀释后，加入净麻黄段拌匀，闷透，置锅内，用文火炒至不粘手时，取出，放凉。每100kg麻黄，用炼蜜20kg。

⊙ 【性味功能】

味辛，微苦，性中。有发汗散寒，宣肺平喘，利水消肿的功能。

⊙ 【主治用法】

用于风寒感冒，胸闷喘咳，风水浮肿；支气管哮喘。蜜麻黄润肺止咳。多用于表症已解，气喘咳嗽。用量2～9g。

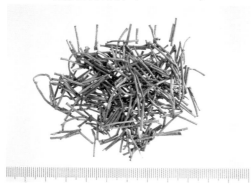

蜜麻黄(草麻黄 *Ephedra sinica*)

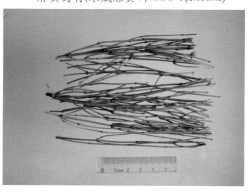

麻黄药材(木贼麻黄 *Ephedra equisetina*)

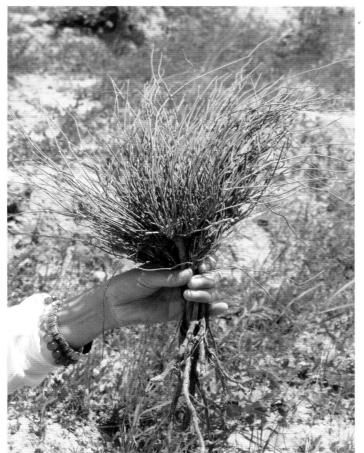

草麻黄全株 *Ephedra sinica*

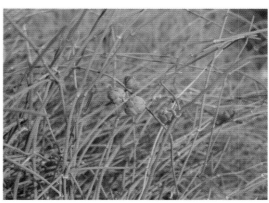

中麻黄果枝 *Ephedra intermedia*

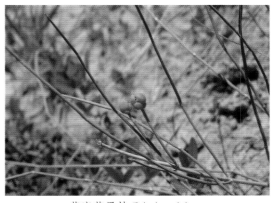

草麻黄果枝 *Ephedra sinica*

麻黄根

麻黄根 Mahuanggen

⊙【来源】

麻黄根为麻黄科(Ephedraceae)植物草麻黄或中麻黄的干燥根及根茎。

⊙【原植物】

1. 草麻黄 *Ephedra sinica* Stapf，参见"麻黄"项。

2. 中麻黄 *Ephedra intermedia* Schrenk et C. A. Mey. 参见"麻黄"项。

⊙【生境分布】

参见"麻黄"项。

⊙7【采收加工】

秋末采挖，除去残茎，须根及泥沙，晒干。

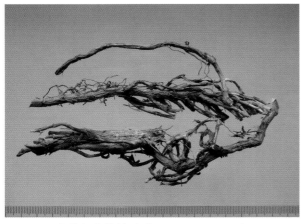

麻黄根药材(中麻黄 *Ephedra intermedia*)

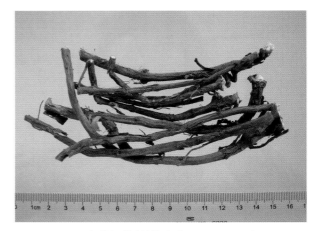

麻黄根药材(草麻黄 *Ephedra sinica*)

⊙【药材性状】

麻黄根圆柱形，略弯曲，长8~25cm，直径0.5~1.5cm。红棕色或灰棕色，有纵皱纹及支根痕。外皮粗糙，易成片状剥落。根茎具节，节间长0.7~2cm，表面有横长突起的皮孔。体轻，质硬而脆，断面皮部黄白色，木部淡黄色或黄色，射线放射状，中心有髓。无臭，味微苦。

⊙【炮制及饮片】

除去杂质，洗净，润透，切厚片，干燥。

⊙【性味功能】

味甘，性平。有止汗的功能。

⊙【主治用法】

用于自汗，盗汗。用量3~9g。外用适量研粉撒扑。

麻黄根饮片(中麻黄 *Ephedra intermedia*)

麻黄根饮片(草麻黄 *Ephedra sinica*)

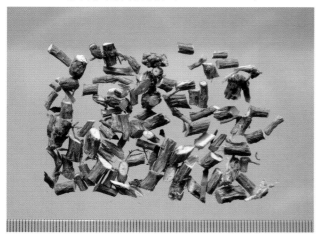

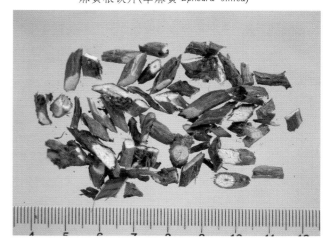

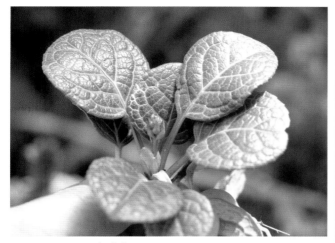

鹿蹄草 *Pyrola calliantha*

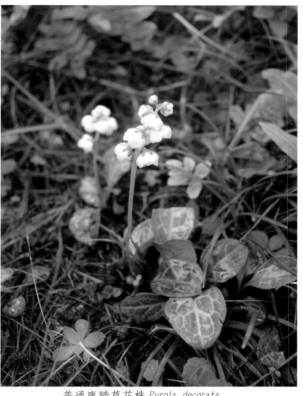

普通鹿蹄草花株 *Pyrola decorata*

鹿衔草

鹿衔草 Luxiancao

⊙【来源】

鹿衔草为鹿蹄草科(Pyrolaceae)植物鹿蹄草
或普通鹿蹄草的干燥全草。

⊙【原植物】

1. 鹿蹄草 *Pyrola calliantha* H. Andres

多年生常绿草本，有长而横生的根状茎。基
生叶4～7，革质，卵状圆形至圆形，长3～6cm，
宽3～5cm，先端圆形，基部圆形至宽楔形，边缘
有疏圆齿，叶面深绿色，背面常有白霜或有时带紫
色。花白色或稍带紫色；花葶长12～20cm，总状
花序有花8～15朵；苞片长舌形，长6～8mm；花
梗长5～8mm；萼片舌形，花瓣卵状圆形，先端
内凹；雄蕊10，花柱长4～6mm，倾斜，顶端有
不明显的环状突起。蒴果扁球形，直径7～8mm。
花期6～7月，果期8～9月。

2. 普通鹿蹄草 *Pyrola decorata* H. Andres 别
名：卵叶鹿蹄草。

多年生常绿草本；根状茎横生，基部除丛生
3～6片叶外，并有鳞片，鳞片膜质，披针形，长
1.2～1.5cm，先端渐尖。叶片薄革质，椭圆形或

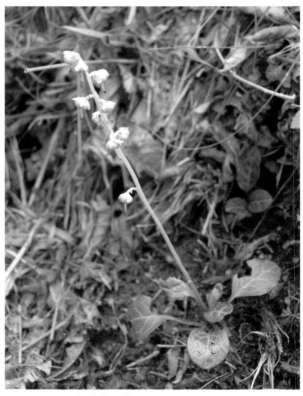

鹿蹄草果株 *Pyrola calliantha*

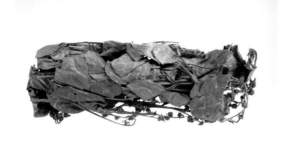

鹿衔草药材(鹿蹄草 *Pyrola calliantha*)

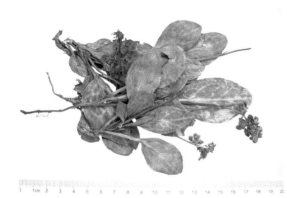

鹿衔草药材(普通鹿蹄草 *Pyrola decorata*)

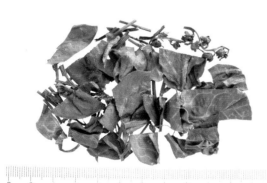

鹿衔草饮片(鹿蹄草 *Pyrola calliantha*)

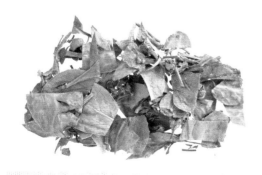

鹿衔草饮片(普通鹿蹄草 *Pyrola decorata*)

卵形,长3.5~6cm,宽2.3~3.5cm,先端圆形或钝尖,基部楔形,边缘有疏微凸形小齿,叶面深绿色通常沿叶脉为白色或淡绿色,背面色浅,有时带紫红色;侧脉3~4对,与中脉于表面凹陷,背面凸出;叶柄长3~5cm。花葶长15~20cm,总状花序有花5~8朵;苞片狭条形,长4~6mm;花乳白色,俯垂,宽钟状,花梗长3~5mm;萼片长圆形或披针形;花瓣倒卵状长圆形;花柱长5~6mm,多少伸出花冠外,斜向下,上部稍向上弯,柱头盘状。蒴果扁球形,直径约10mm。花期6~8月,果期9~10月。

⊙【生境分布】

鹿蹄草生于林下及杜鹃灌丛中,分布于陕西、甘肃、青海、山西、山东、安徽、浙江、江西、湖南、湖北、贵州、四川、西藏等省。

普通鹿蹄草生于山地常绿阔叶林下或疏林、草坡中,分布于陕西、甘肃、西藏、四川、贵州、湖南、湖北、江西、安徽、浙江。

⊙【采收加工】

全年均可采挖,除去杂质,晒至叶片较软时,堆置至叶片变紫褐色,晒干。

⊙【药材性状】

根茎细长,茎圆柱形或具纵棱,长10~30cm。叶基生,长卵圆形或近圆形,长2~8cm,暗绿色或紫褐色,先端圆或稍尖,全缘或有稀疏的小锯齿,边缘略反卷,上表面有时沿脉具白色的斑纹,下表面有时具白粉。总状花序有花4~10余朵;花半下垂,萼片5,舌形或卵状长圆形;花瓣5,早落,雄蕊10,花药基部有小角,顶孔开裂;花柱外露,有环状突起的柱头盘。蒴果扁球形,直径7~10mm,5纵裂,裂瓣边缘有蛛丝状毛。气微,味淡、微苦。

⊙【炮制及饮片】

除去杂质,切段。

⊙【性味功能】

味甘、苦,性温。有祛风湿,强筋骨,止血的功能。

⊙【主治用法】

用于风湿痹痛,腰膝无力,月经过多,久咳劳嗽。用量9~15g。

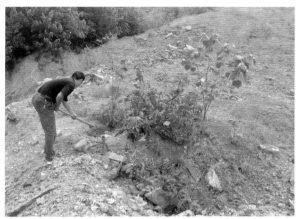

垂序商陆生境 *Phytolacca ameriana*

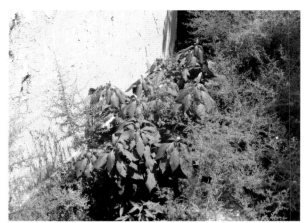

商陆生境 *Phytolacca acinosa*

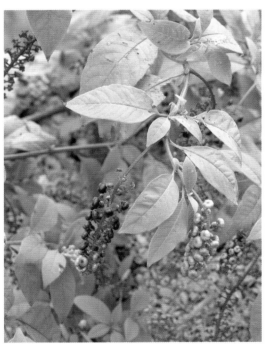

垂序商陆果枝 *Phytolacca ameriana*

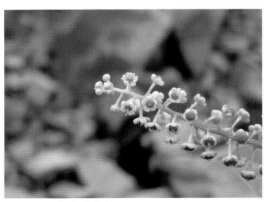

垂序商陆花枝 *Phytolacca ameriana*

商陆

商陆 Shanglu

⊙【来源】

商陆为商陆科(Phytolaccaceae)植物商陆或垂序商陆的干燥根。

⊙【原植物】

1. 商陆 *Phytolacca acinosa* Roxb. 别名：水萝卜。

多年生草本，高0.7~1.5m。无毛。根肥大，肉质，圆锥形。茎直立，圆柱形，具纵沟，绿色或紫红色。单叶，互生，具柄，柄长约3cm；叶椭圆形或长椭圆形，长10~30cm，宽4.5~15cm，顶端锐尖或渐尖，基部楔形，全缘。总状花序顶生或与叶对生，花序长达15cm。花柄基部的苞片线形，膜质；花柄上部的2枚小苞片为线状披针形，膜质。花两性。萼片5裂，黄绿色或淡红色。雄蕊8~10。心皮通常为8，分离。花柱短。浆果扁球形，熟时黑色。种子肾形，黑褐色。花期4~7月，果期7~10月。

2. 垂序商陆 *Phytolacca ameriana* L. 别名：美商陆，洋商陆。

本种极似商陆，主要区别点：茎棱较明显，叶片通常稍狭，总状花序，特别在果期下垂，心皮通常10枚，合生。花期7~8月。果期8~10月。

⊙【生境分布】

商陆生于林缘路边、村旁或疏林下阴湿处。常栽培。分布于全国大部分省区。

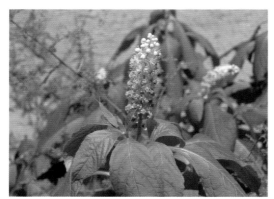

商陆花枝 *Phytolacca acinosa*

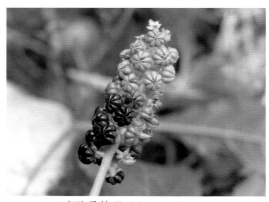

商陆果枝 *Phytolacca acinosa*

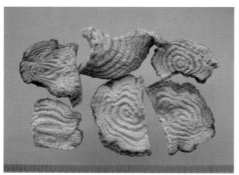

商陆药材(商陆 *Phytolacca acinosa*)

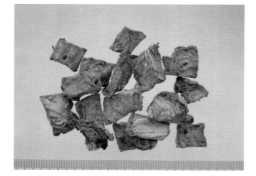

醋商陆(垂序商陆 *Phytolacca ameriana*)

醋商陆(商陆 *Phytolacca acinosa*)

垂序商陆常栽培或野生。分布于北京、山东、江苏、浙江、江西、湖北、广西、云南等省、自治区。

⊙【采收加工】

秋季至次春采挖，除去须根及泥沙，切成块或片，晒干或阴干。

⊙【药材性状】

商陆为不规则块片，厚薄不等。外皮灰黄色或灰棕色。横切片弯曲不平，边缘皱缩，直径 2～8cm；切面浅黄棕色或黄白色，木部隆起，形成数个突起的同心性环轮。纵切片弯曲或卷曲，长5～8cm，木部呈平行条状突起。质硬。气微；味稍甜，久嚼麻舌。

⊙【炮制及饮片】

生商陆 除去杂质，洗净，润透，切厚片或块，干燥。
醋商陆 取净商陆，加醋拌匀，闷透，置锅内，炒干，取出，放凉。每100kg商陆，用醋30kg。

⊙【性味功能】

味苦，性寒，有毒。有逐水消肿，通利二便，解毒散结的功能。

⊙【主治用法】

用于水肿胀满，二便不通；外治痈肿疮毒。用量3～9g，水煎服。外用鲜品捣烂或干品研末调敷。孕妇忌服。

商陆药材(垂序商陆 *Phytolacca ameriana*)

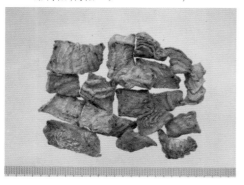

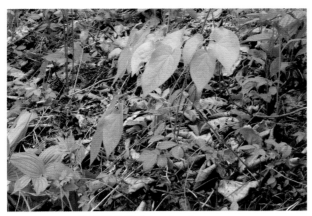

朝鲜淫羊藿 *Epimedium koreanum*

淫羊藿

淫羊藿 Yinyanghuo

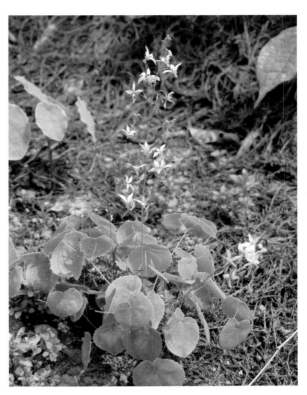

淫羊藿 *Epimedium brevicornum*

⊙【来源】

淫羊藿为小檗科(Berberidaceae)植物淫羊藿、箭叶淫羊藿、柔毛淫羊藿、巫山淫羊藿或朝鲜淫羊藿的干燥地上部分。

⊙【原植物】

1. 淫羊藿 *Epimedium brevicornum* Maxim. 别名:心叶淫羊藿,短角淫羊藿。

多年生草本,高20~40cm。茎生叶2,二回三出复叶,小叶9,宽卵圆形或近圆形,先端锐尖,基部深心形,边缘有锯齿,下面有疏柔毛;侧生小叶不对称,外侧有小尖头。聚伞状圆锥花序顶生,花序轴及花梗有腺毛,花梗下苞片卵状披针形,膜质;花白色;萼片8,外轮4片卵形,内轮4片卵状长圆形;花瓣短距状;雄蕊4;花柱长。蓇葖果纺锤形,熟时2裂。种子1~2,褐色。花期6~7月。果期8月。

2. 箭叶淫羊藿 *Epimedium sagittatum* (Sieb.et Zucc.) Maxim.别名:三枝九叶草。

根茎结节状。茎长20~30cm,棕色或棕黄色。基出叶1~3;茎生叶2;三出复叶,小叶狭卵圆形或卵状披针形,长4~9cm,宽2.5~5cm,先端渐尖或急尖,边缘有刺毛,下面有粗短硬毛。侧生小叶基部心形,不对称,外裂片箭形,边缘有刺毛状锯齿,上面有光泽,下面密布伏毛,叶较厚,革质。总状花序或下部分枝成

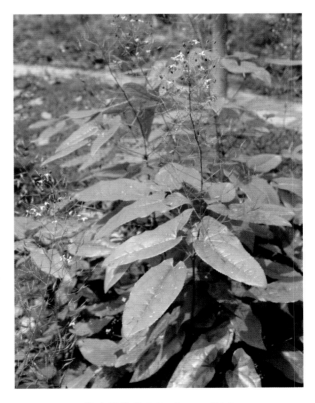

箭叶淫羊藿 *Epimedium sagittatum*

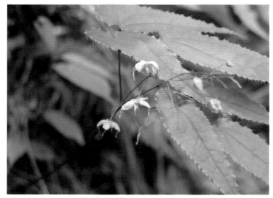

巫山淫羊藿花枝 Epimedium wushanense

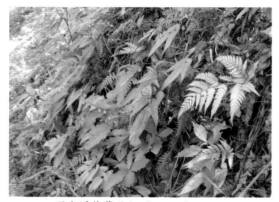

巫山淫羊藿 Epimedium wushanense

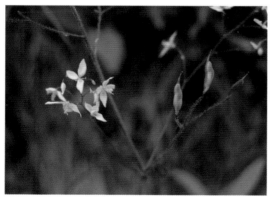

柔毛淫羊藿花枝 Epimedium pubescens

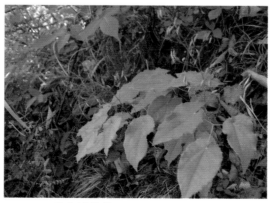

柔毛淫羊藿 Epimedium pubescens

圆锥花序；花萼外轮4片有紫色斑点；内轮4片较大，白色；花瓣4，囊状，距短或近无距。蓇葖果卵圆形。种子数粒，肾形，黑色。花期2~3月。果期4~5月。

3. 柔毛淫羊藿 Epimedium pubescens Maxim. 别名：毛叶淫羊藿。

花瓣短状。一回三出复叶，叶背密生白色短柔毛，花瓣短距状。

4. 巫山淫羊藿 Epimedium wushanense T.S.Ying

一回三出复叶，小叶片披针形，长9~23cm，宽1.8~4.5cm；先端渐尖，边缘具刺齿，侧生小叶基的裂片偏斜，内边裂片小，圆形，外边裂片大，三角形，渐尖。下表面被绵毛或秃净。花瓣有长距。

5. 朝鲜淫羊藿 Epimedium koreanum Nakai 别名：淫羊藿，三枝九叶草。

多年生草本，高30~50cm。根茎横走，长而硬，有多数须根。茎直立，稍上升，有棱，基部包有2~3枚近圆形鳞片。通常没有基生叶，偶有1~2片，与茎大约等长；茎生叶一枚，为二回三出复叶，生于茎顶，有长柄，与茎相接触处具关节；小叶9，小叶片卵形，在开花时期，小叶长约5cm，宽约3cm，花期过后，小叶增大，长约10cm，宽约7cm，基部深心形，常歪斜，先端锐尖，边缘具刺毛状微细锯齿，上面无毛，下面幼时被伏毛，其后毛渐脱落。总状花序比叶短，与茎叶对生于茎顶两侧，单一或由基部分歧，有长梗，具关节，无毛，基部具2枚小苞，顶生4~6朵花，小花梗长约1cm，花较大，直径2cm；萼片8，卵状披针状，长3~4mm，带淡紫色，外轮4片，较小，内轮4片，较大，长6~9mm；花瓣淡黄色或黄白色，近圆形，长7~8mm，先端尖；子房1室，花柱伸长，柱头头状。蓇葖果纺锤形，长约6mm，2瓣裂，小裂瓣脱落，大者宿存，内有6~8颗种子。花期4月下旬至五月中旬，果期5月。

以上5种淫羊藿基源植物检索表：

1. 花瓣无距。

2. 花序轴、花梗被腺毛…………………………………………………………柔毛淫羊藿Epimedium pubescens

2. 花序轴、花梗无毛…………………………………………………………箭叶淫羊藿Epimedium sagittatum

1. 花瓣有距。

3. 总状花序…………朝鲜淫羊藿Epimedium koreanum

3. 圆锥花序。

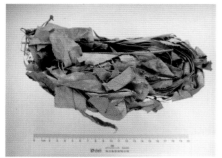
淫羊藿药材
(巫山淫羊藿 *Epimedium wushanense*)

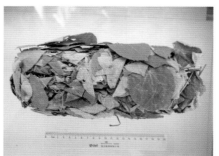
淫羊藿药材
(淫羊藿 *Epimedium brevicornu*)

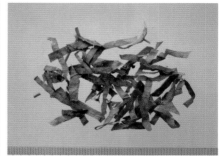
淫羊藿饮片
(朝鲜淫羊藿 *Epimedium koreanum*)

4. 二回三出复叶，小叶9枚，偶5枚··························
····················淫羊藿 *Epimedium brevicornu*
4. 一回三出复叶，小叶3枚或5枚··························
····················巫山淫羊藿 *Epimedium wushanense*

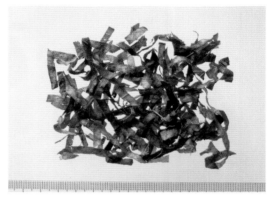
炙淫羊藿(朝鲜淫羊藿 *Epimedium koreanum*)

⊙【生境分布】

　　淫羊藿生于林下、灌丛中或阴湿山沟。分布于西北及山西、河南、四川等地区。 箭叶淫羊藿生于山坡湿地、林下或溪旁阴湿处。分布于陕西、甘肃及长江以南各地区。朝鲜淫羊藿生于多阳的林下或灌丛间，喜富含腐植质和较湿润的土壤。分布于东北等地。柔毛淫羊藿生于山坡沟边、岩石旁、水沟旁等草丛或灌木丛。分布于四川、陕西、贵州、湖北等省。巫山淫羊藿生于草丛，沟边，灌木林中。分布于陕西、四川、贵州、河南、湖北等省。

⊙【采收加工】

　　夏、秋季茎叶茂盛时采割，除去粗梗及杂质，晒干或阴干。

⊙【药材性状】

　　1. 淫羊藿 茎细圆柱形，长约20cm，表面黄绿色或淡黄色，具光泽。茎生叶对生，二回三出复叶；小叶片卵圆形，长3～8cm，宽2～6cm；先端微尖，顶生小叶基部心形，两侧小

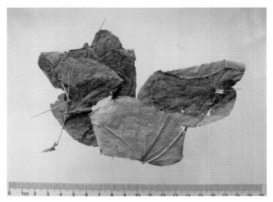
淫羊藿药材(朝鲜淫羊藿 *Epimedium koreanum*)

炙淫羊藿
(柔毛淫羊藿 *Epimedium pubescens*)

淫羊藿饮片
(柔毛淫羊藿 *Epimedium pubescens*)

淫羊藿药材
(柔毛淫羊藿 *Epimedium pubescens*)

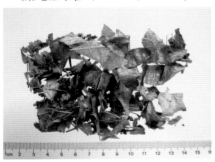

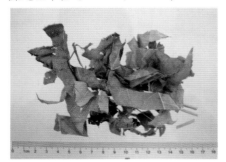

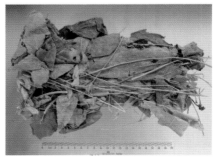

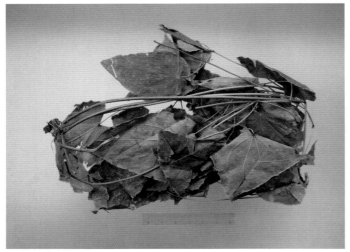

淫羊藿药材(箭叶淫羊藿 Epimedium sagittatum)

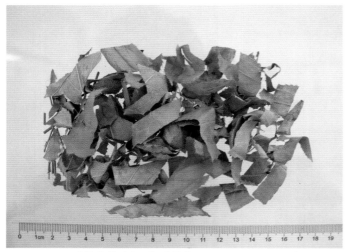

淫羊藿饮片(巫山淫羊藿 Epimedium wushanense)

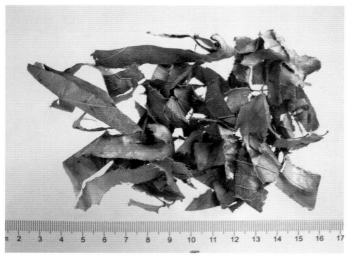

炙淫羊藿(巫山淫羊藿 Epimedium wushanense)

叶较小，偏心形，外侧较大，呈耳状，边缘具黄色刺毛状细锯齿；上表面黄绿色，下表面灰绿色，主脉7~9条，基部有稀疏细长毛，细脉两面突起，网脉明显；小叶柄长1~5cm。叶片近革质。无臭，味微苦。

2. 箭叶淫羊藿 一回三出复叶，小叶片长卵形至卵状披针形，长4~12cm,宽2.5~5cm；先端渐尖，两侧小叶基部明显偏斜，外侧呈箭形。下表面疏被粗短伏毛或近无毛。叶片革质。

3. 柔毛淫羊藿 叶下表面及叶柄密被绒毛状柔毛。

4. 巫山淫羊藿 小叶片披针形至狭披针形，长9~23cm,宽1.8~4.5cm；先端渐尖或长渐尖，边缘具刺齿，侧生小叶基部的裂片偏斜，内边裂片小，圆形，外边裂片大，三角形，渐尖。下表面被绵毛或秃净。

5. 朝鲜淫羊藿 小叶较大，长4~10cm,宽3.5~7cm，先端长尖。叶片较薄。

⊙【炮制及饮片】

淫羊藿 除去杂质，摘取叶片，喷淋清水，稍润，切丝，干燥。

炙淫羊藿 取羊脂油加热熔化，加入淫羊藿丝，用文火炒至均匀有光泽，取出，放凉。每100kg淫羊藿，用羊脂油（炼油）20kg。

⊙【性味功能】

味辛、甘，性温。有补肾阳，强筋骨，祛风湿的功能。

⊙【主治用法】

用于阳痿遗精，筋骨痿软，风湿痹痛，麻木拘挛；更年期高血压。用量3~9g。阴虚阳旺者忌用。

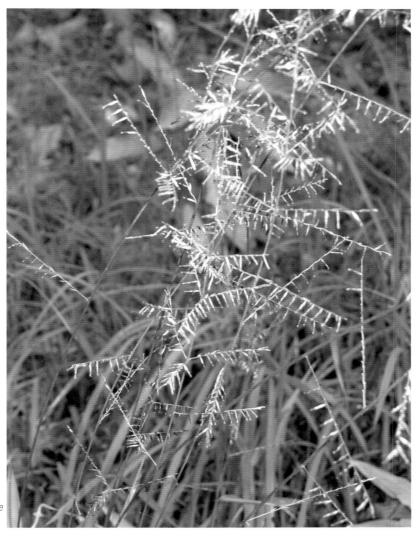

淡竹叶果枝 *Lophatherum gracile*

淡竹叶

淡竹叶　Danzhuye

⊙【来源】

淡竹叶为禾木科（Gramineae）植物淡竹叶的干燥地上部分。

⊙【原植物】

淡竹叶 *Lophatherum gracile* Brongn.

多年生草本，高 40 ~ 100cm。根状茎粗短，稍木质化；须根稀疏，中部可膨大成纺锤形的块根。茎丛生，直立，中空，表面具细纵纹，节明显。叶互生，广披针形，长 5 ~ 20cm，宽 2 ~ 3cm，先端渐尖，基部窄缩成柄状，全缘，两面无毛或有小刺毛；叶鞘光滑或略被纤毛；叶舌短小，质硬，有缘毛。圆锥花序顶生，长 10 ~ 30cm，分枝较少；小穗条状披针形，具极短柄，排列稍偏于穗的一侧，长 7 ~ 12mm（连芒），宽 1.5 ~ 2.5mm，脱节于颖下；不育外稃互相紧包并渐狭小，其顶端具 1 ~ 2mm 长的短芒成束而似羽冠。花期 7 ~ 9 月，果期 10 月。

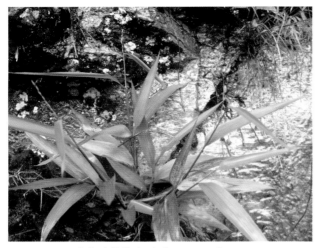

淡竹叶植株 *Lophatherum gracile*

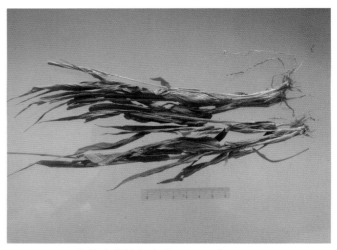

淡竹叶药材 *Lophatherum gracile*

⊙【生境分布】

生于林下及沟边潮湿处。分布于河南、安徽、江苏、浙江、福建、台湾、广东、广西、江西、湖南、湖北、四川、贵州、云南等省区。

⊙【采收加工】

夏季未抽花穗前采割，晒干或阴干。

⊙【药材性状】

淡竹叶长 25～75cm。茎呈圆柱形，有节，表面淡黄绿色，断面中空。叶鞘开裂。叶片披针形，有的皱缩卷曲，长 5～20cm，宽 1～3.5cm；表面浅绿色或黄绿色。叶脉平行，具横行小脉，形成长方形的网格状，下表面尤为明显。体轻，质柔韧。气微，味淡。

⊙【炮制及饮片】

除去杂质，切段。

⊙【性味功能】

味甘、淡，性寒。有清热除烦，利尿的功能。

⊙【主治用法】

用于热病烦渴，小便赤涩淋痛，口舌生疮。用量 6～9g，水煎服。

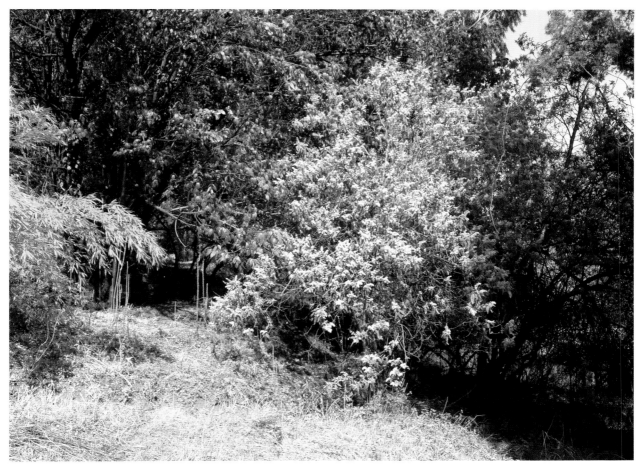

密蒙花生境 *Buddleja officinalis*

密蒙花

密蒙花　Mimenghua

⊙【来源】

密蒙花为醉鱼草科(Buddlejaceae)植物密蒙花的干燥花蕾及其花序。

⊙【原植物】

密蒙花 *Buddleja officinalis* Maxim.

落叶灌木，高 1～3m。小枝微具四棱，密被灰白色绒毛。叶对生，叶柄长 6～10mm，被灰白色绒毛；叶片长圆状披针形、宽披针形或线状披针形，长 5～12cm，宽 1～4.5cm，先端渐尖，基部楔形或宽楔形，全缘或有不明显的疏生小锯齿，纸质，上面深绿色，被细星状毛，叶脉隆起。聚伞圆锥花序顶生及腋生，长 5～12cm，密被灰白色柔毛，苞片披针形，花梗长约 6mm，均密被茸毛。花芳香，花萼钟状，先端 4 裂，裂片卵圆形，长约 1mm，被茸毛；花冠淡紫色，略带黄色，花冠管长 1～1.5cm，直径 2～3mm，上部缢缩，先端 4 裂，裂片卵圆形，平展，长约 4mm，管内面黄色，疏生茸毛，外面密被茸毛；雄蕊 4；子房上

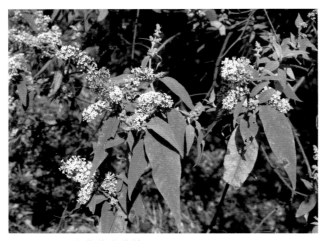

密蒙花的花枝 *Buddleja officinalis*

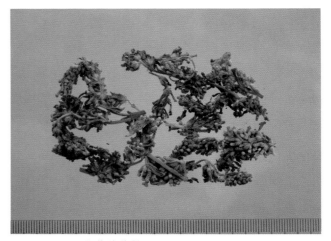

密蒙花药材 *Buddleja officinalis*

位。蒴果卵形，长5～6mm。花期2～3月，果期7～8月。

⊙【生境分布】

生于溪边、山坡灌丛中。分布于安徽、福建、湖北、广东、广西、陕西、甘肃、四川、贵州、云南等省。

⊙【采收加工】

春季花未开放时采收，除去杂质，干燥。

⊙【药材性状】

密蒙花呈不规则圆锥状，长1.5～3cm。表面灰黄色或棕黄色，密被茸毛。花蕾呈短棒状，长0.3～1cm，直径0.1～0.2cm；花萼钟状，先端4齿裂；花冠筒状，与萼等长或稍长，先端4裂，裂片卵形；雄蕊4，着生在花冠管中部。质柔软。气微香，味微苦辛。

⊙【性味功能】

味甘，性微寒。有清肝明目，祛风凉血的功能。

⊙【主治用法】

用于目赤肿痛，多泪羞明，眼生翳膜，肝虚目暗，视物昏花等症。用量3～9g。

 混 伪 品

瑞香科植物结香*Edgeworthia chrysantha*的干燥花蕾及其花序常被混用。

结香 *Edgeworthia chrysantha*

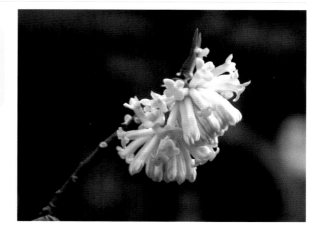

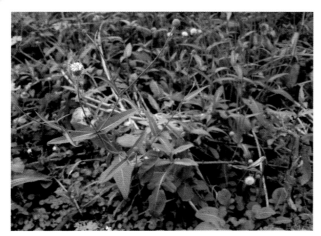

川续断植株 Dipsacus asperoides

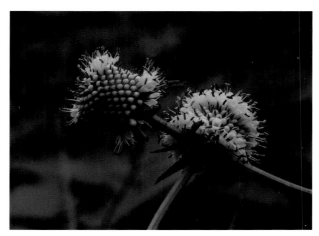

川续断花枝 Dipsacus asperoides

川续断

川续断 Chuanxuduan

⊙【来源】

川续断为川续断科(Dipsacaceae)植物川续断的干燥根。

⊙【原植物】

川续断 Dipsacus asperoides C. Y. Cheng et T. M. Ai

多年生草本，高60~90cm。主根一至数条，圆锥形，外表黄褐色，具细长须根。茎直立，多分枝，中空，有棱，茎上生细柔毛，棱上疏生刺毛。基生叶具长柄，叶片羽状深裂，顶裂片卵形，较大，侧裂3~5对，矩圆形，边缘有粗锯齿；茎生叶对生，具短柄或无柄，中央裂片最大，椭圆形或宽披针形，长达12cm，宽4~6cm，顶端渐尖，两侧裂片1~2对，较小，边缘有粗锯齿，两面被短毛和刺毛。头状花序圆形，直径约3cm，总花梗长达20cm，总苞片数枚，窄披针形，长约1.5cm，绿色；每花外有1苞片，倒卵形，顶端有尖头状长喙，被短毛；副萼具4钝齿，密生柔毛；萼浅盘状，4齿裂；花冠白色或浅黄色，基部为较短细筒，上部4裂，裂片2大2小，外被短毛；雄蕊4，着生于花冠筒上部，伸出花冠外；雌蕊1，子房包于小总苞内。瘦果椭圆状楔形，长3~4mm，具4棱，淡褐色。花期8~9月，果期9~10月。

⊙【生境分布】

生于荒山、路旁、沟边、草地。分布于四川、湖南、湖北、贵州、云南、陕西、西藏等省区。

⊙【采收加工】

秋季采挖，除去头、尾及须根，阴干，或用微火烘至半干，堆置"发汗"至内心变绿色时，再烘干。

⊙【药材性状】

川续断圆柱形，略扁，有的微弯曲，长5~15cm，直径0.5~2cm。表面灰褐色或黄褐色，有稍扭曲或明显扭曲的纵皱及沟纹，可见横裂的皮孔及少数须根痕。质软，久置后变硬，易折断，断面不平坦，皮部墨绿色或棕色，外缘褐色或淡褐色，木部黄褐色，导管束呈放射状排列。气微香，味苦、微甜而后涩。

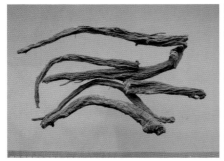

川续断药材 *Dipsacus asperoides*

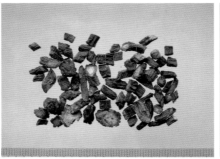

酒续断 *Dipsacus asperoides*

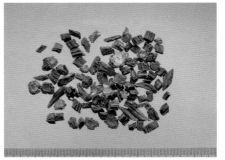

川续断饮片 *Dipsacus asperoides*

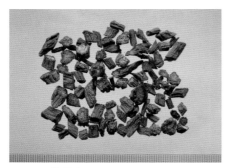

盐续断 *Dipsacus asperoides*

⊙【炮制及饮片】

续断片 洗净，润透，切薄片，干燥。本品呈类圆形或椭圆形。切面皮部墨绿色或棕褐色，木部灰黄色或黄褐色，可见放射状排列的导管束纹，形成层部位多有深色环。

酒续断 取续断片，加酒拌匀，闷透，置锅内，用文火炒至微带黑色时，取出，放凉。每100kg 净续断片，用黄酒10kg。

盐续断 取续断片，加盐水拌匀，闷透，置锅内，以文火加热，炒干，取出，放凉。一般每100kg 净续断片，用食盐2kg。

⊙【性味功能】

味苦、辛，性微温。有补肝肾，强筋骨，利关节，行血、止血，安胎的功能。

⊙【主治用法】

用于腰膝酸软，足膝无力，风湿痹痛，崩漏，胎漏，跌扑损伤。酒续断多用于风湿痹痛，跌扑损伤。盐续断多用于腰膝酸软。用量9～15g。水煎服。外用适量。

混 伪 品

同属植物续断 *Dipsacus japonicus* Miq.形状与川续断相似。该植物与川续断的主要区别为：茎棱上生倒钩刺。基生叶长椭圆形，不裂或3裂。花紫红色，苞片先端具明显的刺毛。

续断花枝 *Dipsacus japonicus*

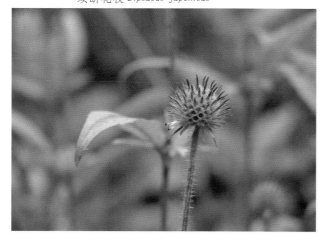

续断植株 *Dipsacus japonicus*

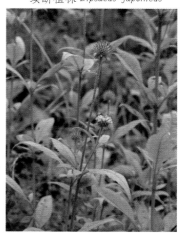

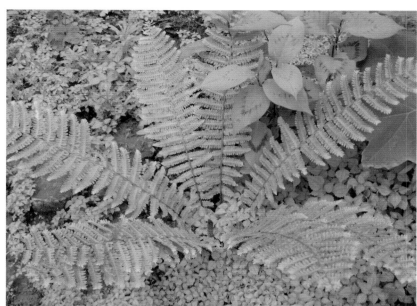

粗茎鳞毛蕨 *Dryopteris crassirhizoma*

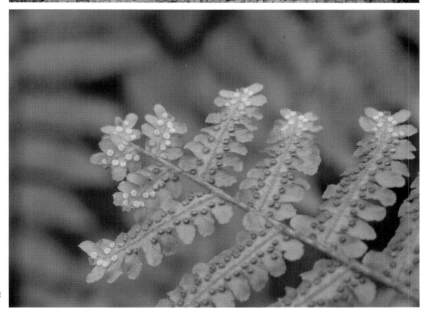

粗茎鳞毛蕨孢子囊
Dryopteris crassirhizoma

绵马贯众

绵马贯众 Mianmaguanzhong

⊙【来源】

为鳞毛蕨科(Dryopteridaceae)植物粗茎鳞毛蕨的干燥根茎及叶柄残基。

⊙【原植物】

粗茎鳞毛蕨 *Dryopteris crassirhizoma* Nakai

多年生草本植物，高50~100cm。根茎粗大，块状，斜生，有许多坚硬的叶柄残基及黑色细根，密被锈色或深褐色大鳞片。叶簇生于根茎顶端，具长柄，叶片宽，倒披针形，长60~100cm，中部稍上方最宽

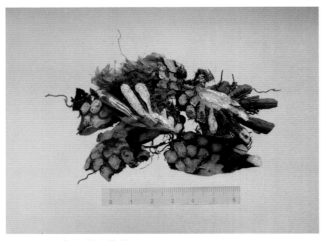

绵马贯众饮片 *Dryopteris crassirhizoma*

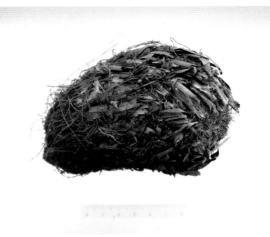

绵马贯众药材 *Dryopteris crassirhizoma*

处约25cm，2回羽状全裂或深裂，中轴及叶脉上被有一些褐色鳞片；羽片20~30对，对生或近对生，无柄，披针形，羽片再深裂，小裂片密接，长圆形近全缘或先端有钝锯齿；上面深绿色，下面淡绿色；孢子叶与营养叶同形；孢子囊群着生于叶中部以上的羽片上，生于叶背小脉中部以下，囊群近肾形或圆肾形。

⊙【生境分布】

生于林下沼泽地、湿地。分布于东北及河北、内蒙古等省区。

⊙【采收加工】

夏、秋两季采挖，削去叶柄、须根，除去泥土，整个或切成两瓣晒干。

⊙【药材性状】

绵马贯众长倒卵形，略弯曲上端钝圆或截形，下端较尖，有的纵剖为两半，长7~20cm,直径4~8cm。表面黄棕色至黑褐色，密被排列整齐的叶柄残基及鳞片，并有弯曲的须根。叶柄残基呈扁圆形，长3~5cm，直径0.5~1.0cm；表面有纵棱线，质硬而脆，断面略平坦，棕色，有黄白色维管束5~13个，环列；每个叶柄残基的外侧常有3条须根，鳞片条状披针形，全缘，常脱落。质坚硬，断面略平坦，深绿色至棕色，有黄白色维管束5~13个，环列，其外散有较多的叶迹维管束。气特异，味初淡而微涩，后渐苦、辛。

⊙【炮制及饮片】

绵马贯众 除去杂质。用时打碎。

绵马贯众炭 取净绵马贯众，置热锅内，用武火炒至表面焦黑色时，喷淋清水少许，熄灭火星，取出，晾干。

⊙【性味功能】

味苦，性微寒；有小毒。有清热解毒，驱虫，止血的功能。绵马贯众炭有止血的功能，

⊙【主治用法】

绵马贯众用于虫积腹痛，疮疡。绵马贯众炭用于崩漏。用量4.5~9g。

混 伪 品

全国各地作为"贯众"基源植物除正品粗茎鳞毛蕨外，非正品有二十多种。以下9种为常见。贯众原植物检索表：

1. 孢子叶与营养叶同形
2. 孢子囊群有盖，盖呈长形、条形、圆肾形
3. 孢子囊群生长在小羽片上的小脉中部以下…………………………………
………………………………………粗茎鳞毛蕨Dryopteris crassirhizoma
3. 孢子囊群生于主脉两侧相对的网脉上
4. 孢子囊群不连续，每网眼内有一囊群
5. 上部羽片腋中有无性芽孢…………单芽狗脊蕨Woodardia unigemmata
5. 上部羽片腋中不具无性芽孢………………狗脊蕨Woodardia japonica
4. 孢子囊群连续不中断，囊群盖同形向中肋开口…………………………
……………………………………………乌毛蕨Blechnum orientale
2. 孢子囊群无盖，孢子囊最初沿网脉生长，以后向外布满叶脉全部…………
………………………………………………苏铁蕨Brainea insignis
1. 孢子叶与营养叶异形
6. 孢子叶强度卷缩，小羽叶呈穗状，根状茎，叶柄无鳞片
7. 叶为二次羽状复叶…………………………………紫萁Osmunda japonica
7. 叶为一次羽状，羽叶二形…………………华南紫萁Osmunda vichellii
6. 孢子叶羽片两侧向下反卷成筒状或有节的荚果状，根茎及叶柄被鳞片
8. 基部羽片缩短…………………荚果蕨Matteuccia struthiopteris
8. 基部羽片不缩短…………………东方荚果蕨Matteuccia orientalis

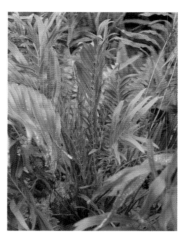

华南紫萁 Osmunda vichellii

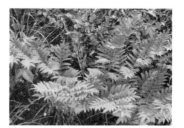

紫萁 Osmunda japonica

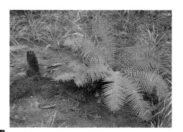

苏铁蕨 Brainea insignis

狗脊蕨　　　　　　单芽狗脊蕨芽胞　　　　　单芽狗脊蕨
Woodardia japonica　　Woodardia unigemmata　　Woodardia unigemmata

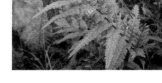　　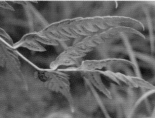　　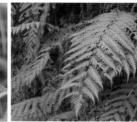

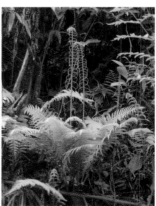

乌毛蕨　　　　　　乌毛蕨孢子囊　　　　　东方荚果蕨
Blechnum orientale　　Blechnum orientale　　Matteuccia orientalis

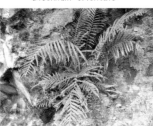　　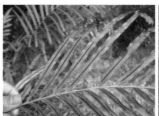　　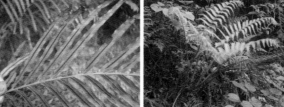

荚果蕨
Matteuccia struthiopteris

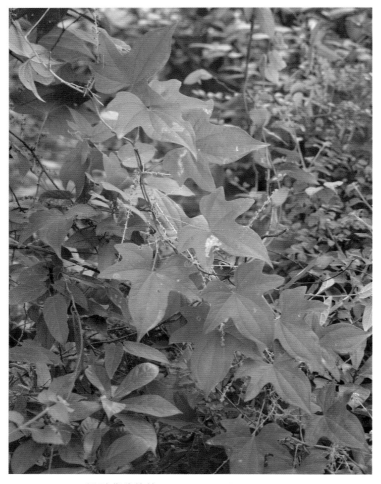

福州薯蓣植株 *Dioscorea futschauensis*

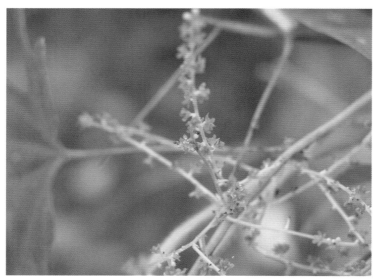

福州薯蓣花枝 *Dioscorea futschauensis*

绵萆薢

绵萆薢 Mianbixie

⊙【来源】

绵萆薢为薯蓣科(Dioscoreaceae)植物绵萆薢或福州薯蓣的干燥根茎。

⊙【原植物】

1. 绵萆薢 *Dioscorea septemloba* Thunb. 别名：萆薢，大萆薢。

多年生缠绕草质藤本。根状茎横走，分枝少，粗大，质地疏松，灰黄色，生多数细长须根。茎左旋。单叶互生，形状变化较大，有时从基部至顶部全为三角状心形，全缘或微波状，上面被白色粗毛，有时基部为掌状心形，边缘5~9深裂，中裂或浅裂，至顶部为三角状心形，不裂，叶干后不变黑。雄花为圆锥花序，腋生；花橙黄色，疏生，单生或间为2朵成对着生；能育雄蕊6；雌花序圆锥状，下垂，腋生。蒴果宽倒卵形，干后棕褐色。种子四周有薄膜状翅。花期6~8月，果期7~10月。

2. 福州薯蓣 *Dioscorea futschauensis* Uline ex Kunth 别名：小草薢。

多年生缠绕草质藤本。根状茎横走，长圆柱形，黄褐色。茎左旋。单叶互生，稍革质，形状变化较大，基生叶掌状深心形，上部叶卵状三角形，边缘波状或近全缘，疏生白硬毛。雄花序总状，腋生；花冠新鲜时橙黄色，干后褐色；雄蕊6。蒴果成熟时反曲下垂，翅近半圆形，顶端微凹，基部圆形。种子扁卵圆形，四周有薄膜状翅。花期6~7月，果期7~10月。

⊙【生境分布】

绵萆薢生于山坡疏林或灌丛中。分

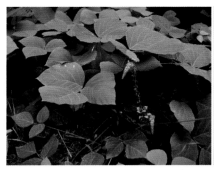
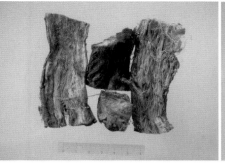
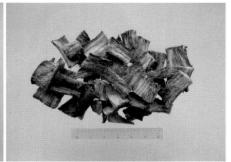

野葛花枝 *Pueraria lobata*　　　　葛根药材 *Pueraria lobata*　　　　葛根饮片 *Pueraria lobata*

⊙【生境分布】

生于山谷沟边、山坡草丛或疏林中阴湿处。除黑龙江、新疆、青海、西藏外，分布全国各地。

⊙【采收加工】

于10月至次年4月间采挖。洗净泥土，多趁鲜刮去外皮，纵切成厚0.5～1cm的片，或切成长12～15cm圆柱形、半圆柱形，晒干或用微火烘干即可。

⊙【药材性状】

呈纵切的长方形厚片或小方块，长5～35cm，厚0.5～1cm。外皮淡棕色，有纵皱纹，粗糙。切面黄白色，纹理不明显。质韧，纤维性强。无臭，味微甜。

⊙【炮制及饮片】

除去杂质，洗净，润透，切厚片，晒干。

⊙【性味功能】

味甘、辛，性凉。有解肌退热，生津，透疹，升阳止泻的功能。

⊙【主治用法】

用于外感发热头痛，项背强痛，口渴，消渴，麻疹不透，热痢，泄泻；高血压颈项强痛。用量9～15g。退热生用，止泻煨用。

   混 伪 品

同科植物甘葛藤 *Pueraria thomsonii* 曾与野葛同为中药葛根的基源植物。甘葛藤与野葛区别点：根粉性足，花冠较大，长1.3～1.8cm。参见"粉葛"项。

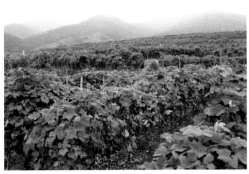

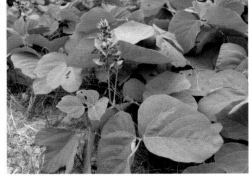

甘葛藤种植园
Pueraria thomsonii

甘葛藤花枝
Pueraria thomsonii

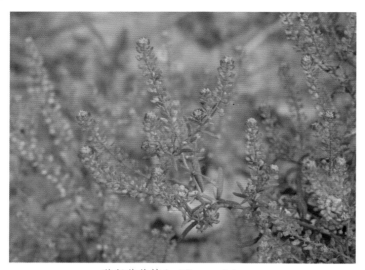

独行菜花枝 Lepidium apetalum

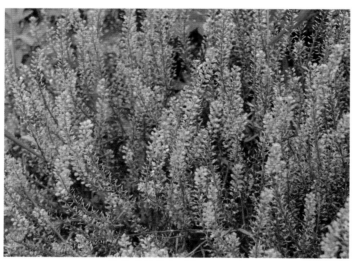

独行菜果枝 Lepidium apetalum

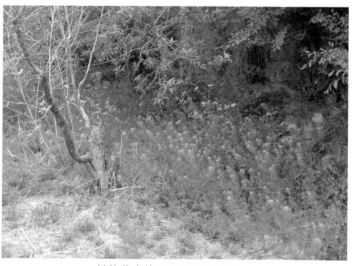

播娘蒿生境 Descurainia sophia

葶苈子

葶苈子 Tinglizi

⊙【来源】

葶苈子为十字花科(Cruciferae)植物独行菜或播娘蒿的干燥成熟种子。

⊙【原植物】

1. 独行菜 *Lepidium apetalum* Willd. 别名：北葶苈子。

一年生或二年生草本。株高 15～30cm。茎直立，有分枝，具微小头状腺毛或无毛。叶互生，无柄；基生叶狭匙形或倒披针形，具疏齿或全缘，羽状浅裂或深裂，长 3～5cm，宽 1～1.5cm，有柄，叶柄长 1～2cm。茎生叶披针形或长圆形，基部宽，无柄，呈耳状抱茎，边缘有疏齿或全缘；最上部叶线形，全缘或微有疏齿，无光泽。总状花序，顶生，果期伸长，疏松。花极小，白色。萼片 4，卵形，长 0.8mm；无花瓣，或退化成丝状，比萼片短。雄蕊 2 或 4，蜜腺 4。短角果近圆形，扁平，宽 2～3mm，无毛。种子椭圆状卵形，长约 1mm，棕红色，近平滑。花、果期 4～6 月。

2. 播娘蒿 *Descurainia sophia* (L.) Webb ex Prantl 别名：南葶苈子。

一年生或二年生草本，高 20～100cm，植株幼时被灰黄色柔毛及分叉毛，老时毛渐少。茎单一，上部多分枝。叶互生，下部稍有柄，上部叶无柄，2 至 3 回羽状全裂或深裂，裂片纤细，近线形，两面密生灰黄色柔毛及分叉毛，老时几无毛。总状花序顶生，花小，多数；萼片 4，线形或狭长圆形，长约 2mm；花瓣 4，黄色，匙形，短于萼片或与萼片等长。长角果细圆柱形，果瓣中肋明显，成熟时果实稍呈念珠状；果梗纤细，在果轴上斜向开展。种子 1 行，多数，细小，褐色，近椭圆形而扁，长约 1mm，无膜质边缘，子叶背依胚根。花期4~6月，果期5~8月。

⊙【生境分布】

独行菜生于田野、路旁或山坡杂草中。分布于全国大部分地区。

播娘蒿生于田野、村旁、荒地及山坡。分布几遍全国各省区。

⊙【采收加工】

夏季果实成熟时采割植株，晒干，搓出种子，除去杂质。

⊙【药材性状】

北葶苈子 呈扁卵形，长1~1.5mm，宽0.5~1mm。表面棕色或红棕色，微有光泽，具纵沟2条，其中1条较明显。一端钝圆，另端尖而微凹，类白色，种脐位于凹入端。无臭，味微辛辣，黏性较强。

南葶苈子 呈长圆形略扁，长约1mm，宽约0.5mm。一端钝圆，另端微凹或较平截。味微辛、苦，略带黏性。

⊙【炮制及饮片】

葶苈子 除去杂质及灰屑。

炒葶苈子 取净葶苈子，置热锅中，用文火炒至有爆声时，取出，放凉。

⊙【性味功能】

味辛、苦，性大寒。有泻肺平喘，行水消肿之功效。

⊙【主治用法】

用于痰涎壅肺，喘咳痰多，胸胁胀满，不得平卧，胸腹水肿，小便不利。用量3~9g，包煎。

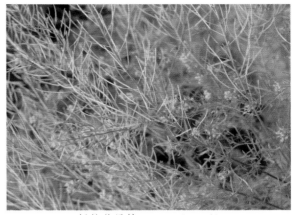

播娘蒿果枝 Descurainia sophia

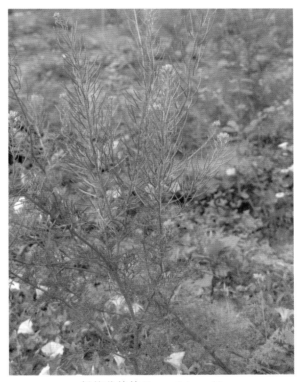

播娘蒿植株 Descurainia sophia

左为葶苈子，右为炒葶苈子（播娘蒿 Descurainia sophia）

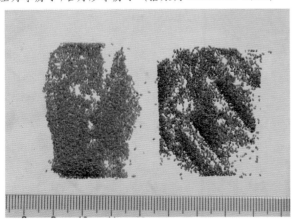

左为炒葶苈子，右为葶苈子（独行菜 Lepidium apetalum）

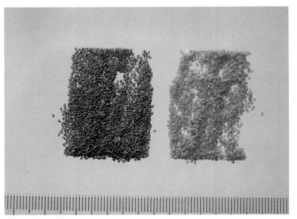

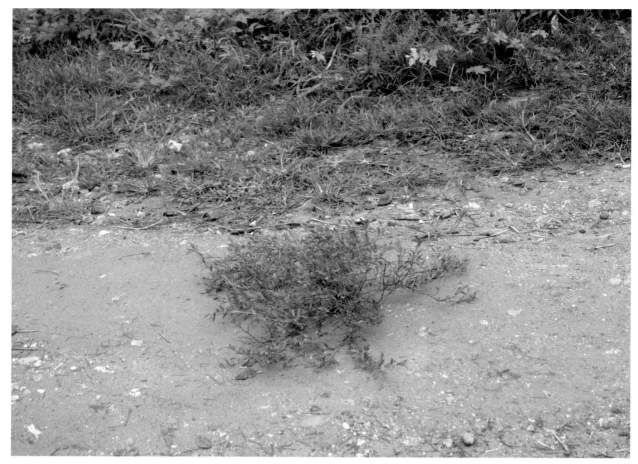

萹蓄生境 *Polygonum aviculare*

萹蓄

萹蓄 Bianxu

⊙【来源】

萹蓄为蓼科(Polygonaceae)植物萹蓄的干燥地上部分。

⊙【原植物】

萹蓄 *Polygonum aviculare* L. 别名：扁竹，猪牙草，地蓼。

一年生草本。茎平卧或直立。叶窄椭圆形、长圆状倒卵形，先端钝尖，基部楔形，全缘，两面白色透明，具脉纹，无毛。花生于叶腋，1~5朵簇生。花被5裂，裂片具窄的白色或粉红色的边缘。瘦果三棱状卵形，表面具明显的浅纹，果稍伸出宿存花被。花期5~7月，果期8~10月。

⊙【生境分布】

生于田野、路旁、水边和湿地。分布于全国大部分地区。

⊙【采收加工】

夏季叶茂盛时采收，除去根及杂质，晒干。

⊙【药材性状】

萹蓄呈圆柱形而略扁，有分枝，长15~40cm，直径0.2~0.3cm。灰绿色或棕红色，有细密微突起的纵纹；节部稍膨大，有浅棕色膜质的托叶鞘，节间长约3cm；质硬，易折断，断面髓部白色。叶互生，近无柄或具短柄，叶片多脱落或皱缩、破碎，完整者展平后呈披针形，全缘，两面均呈棕绿色或灰绿色。无臭，味微苦。

⊙【炮制及饮片】

除去杂质，洗净，切段，干燥。

⊙【性味功能】

味苦，性微寒。有利尿通淋，杀虫，止痒的功能。

⊙【主治用法】

用于膀胱热淋，小便短赤，淋沥涩痛，皮肤湿疹，阴痒带下，肾炎，黄疸。用量9~15g；外用适量，煎洗患处。

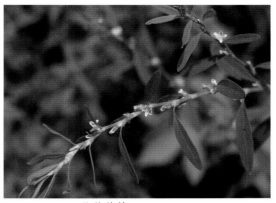

萹蓄花枝 Polygonum aviculare

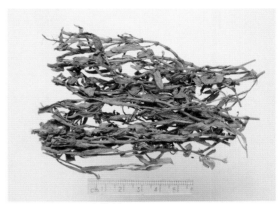

萹蓄药材 Polygonum aviculare

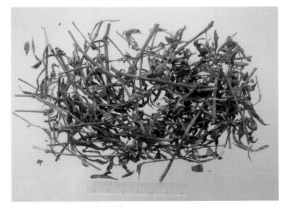

萹蓄饮片 Polygonum aviculare

 混 伪 品

同科植物习见蓼（腋花蓼）Polygonum plebeium与萹蓄形态相似，容易混淆。习见蓼主要区别点为：茎平卧；叶宽2~4mm；花梗中部具关节；瘦果平滑，有光泽。

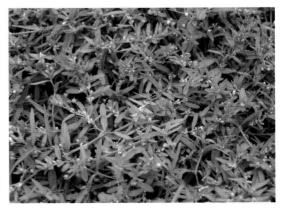

习见蓼（腋花蓼 Polygonum plebeium）

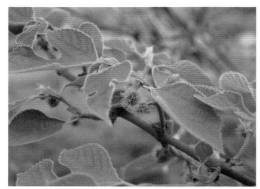

构树雌花枝 Broussonetia papyrifera

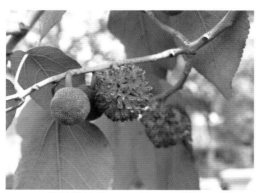

构树果枝 Broussonetia papyrifera

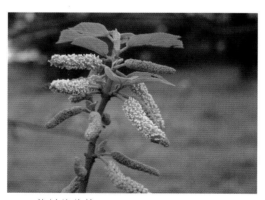

构树雄花枝 Broussonetia papyrifera

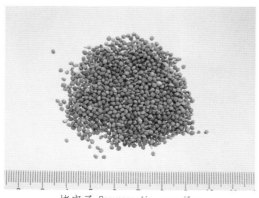

楮实子 Broussonetia papyrifera

楮实子

楮实子 Chushizi

⊙ 【来源】

楮实子为桑科(Moraceae)植物构树的干燥成熟果实。

⊙ 【原植物】

构树 Broussonetia papyrifera (L.) Vent. 别名：野杨梅子。

落叶乔木。树皮暗灰色，平滑或浅裂。小枝粗壮，密生绒毛。叶宽卵形或长圆状卵形，不裂或不规则3~5深裂，叶缘具粗锯齿，上面具粗糙伏毛，下面被柔毛；叶长7~20cm，宽6~15cm；叶柄长 2.5~8cm，密生柔毛。花单性，雌雄异株。雄花成柔荑花序，腋生，长 3~6cm，下垂，花被片4，基部结合，雄蕊4。雌花成球形头状花序，直径 1.2~1.8cm；雌花的苞片棒状，先端有毛；花被管状，顶端 3~4齿裂；花柱侧生，丝状。聚花果球形，直径 2~3cm，成熟时肉质，桔红色。花期5~6 月，果熟期9~10月。

⊙ 【生境分布】

生于山地或平原，常为栽培。分布于全国大部分地区。

⊙ 【采收加工】

秋季果实成熟时采收，洗净，晒干，除去灰白色膜状宿萼及杂质。

⊙ 【药材性状】

楮实子略呈球形或卵圆形，稍扁，直径约1.5mm。表面红棕色，有网状皱纹或颗粒状突起，一侧有棱，一侧有凹沟，有的具果梗。质硬而脆，易压碎。胚乳类白色，富油性。无臭，味淡。

⊙ 【性味功能】

味甘，性寒。有补肾清肝，明目，利尿的功能。

⊙ 【主治用法】

用于腰膝酸软无力，虚劳骨蒸，头晕目昏，目生翳膜，水肿胀满等。用量6~12g 。

棕板

棕板 Zongban

⊙【来源】

棕板为棕榈科(Palmaceae)植物棕榈的干燥叶柄。

⊙【原植物】

棕榈 *Trachycarpus fortunei* (Hook. f.)H. Wendl.

常绿乔木。株高3-8m；直立，不分枝。老叶鞘基纤维状，包被秆上。叶簇生于茎顶，叶片圆扇形，掌状裂，裂至中部，裂片硬直，端不下垂；叶具长柄，齿具硬尖。雌雄异株，花黄色；雄花具6枚雄蕊；花丝分离，花药短；雌花由3个心皮组成；柱头3，常反曲。核果，球形或长椭圆形，直径约1cm。花期5～7月，果期8～9月。

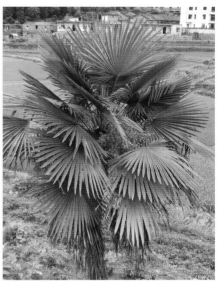

棕榈植株 *Trachycarpus fortunei*

⊙【生境分布】

生于丘陵地、疏林中，或栽培田边、村旁。分布于河北、山东、山西、江苏、安徽、浙江、江西、湖北、湖南等。

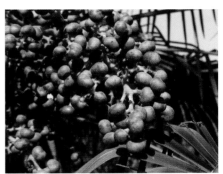

棕榈果实 *Trachycarpus fortunei*

⊙【采收加工】

采棕时割取旧叶柄下延部分及鞘片，除去纤维状的棕毛，晒干。

⊙【药材性状】

棕板长条板状，一端较窄而厚，另端较宽而薄，大小不等。表面红棕色，粗糙，有纵直皱纹；一面有明显的凸出纤维，纤维的两侧着生多数棕色茸毛。质硬而韧，不易折断，断面纤维性。无臭，味淡。

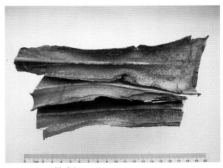

棕板 *Trachycarpus fortunei*

⊙【炮制及饮片】

棕板 除去杂质，洗净，干燥。

棕板炭 取净棕榈，置煅锅内，密封，焖煅至透，放凉，取出。

⊙【性味功能】

味苦、涩，性平。有收涩止血的功能。

⊙【主治用法】

用于吐血，衄血，尿血，便血，崩漏下血，浮肿。用量3～9g，一般炮制后用。

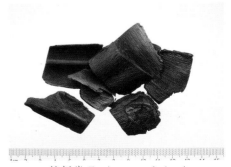

棕板炭 *Trachycarpus fortunei*

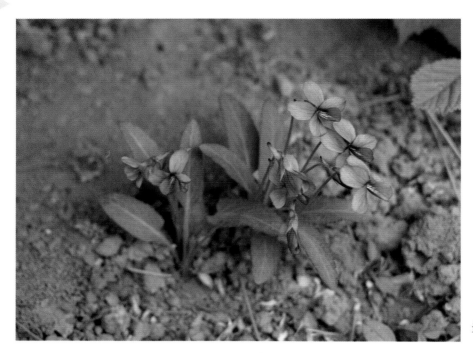

紫花地丁 Viola yedoensis

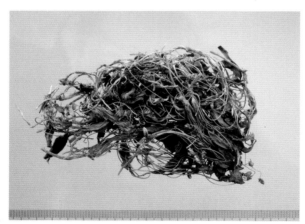

紫花地丁药材 Viola yedoensis

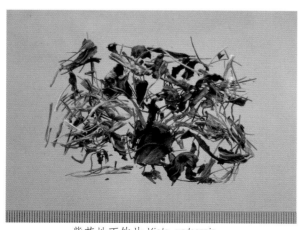

紫花地丁饮片 Viola yedoensis

紫花地丁
紫花地丁 Zihuadiding

⊙【来源】

　　紫花地丁为堇菜科(Violaceae)植物紫花地丁的干燥全草。

⊙【原植物】

　　紫花地丁 *Viola yedoensis* Makino
　　多年生草本。无地上茎。根茎粗短，根白色至黄褐色。叶片舌形、长圆形或长圆状披针形，先端钝，叶基截形或楔形，叶缘具圆齿，中上部尤为明显。果期叶大，长达10cm，宽4cm，基部常成微心形。托叶基部与叶柄合生，叶柄具狭翅，上部翅较宽，小苞片生于花梗的中部。萼片5，卵状披针形，边缘具膜质狭边，基部附属物短。花瓣5，紫堇色或紫色，侧瓣无须毛或稍有须毛，下瓣连距长14～18cm；距细，长4～6mm。子房无毛，花柱基部膝曲。蒴果，长圆形，无毛。花、果期4月中旬至8月。

⊙【生境分布】

　　生于路边、林缘、草地、灌丛、荒地。分布于东北及河北、河南、山东、陕西、山西、江苏、安徽、浙江、江西、湖北、湖南、福建等省区。

⊙【采收加工】

春、秋二季采收,除去杂质,晒干。

⊙【药材性状】

紫花地丁多皱缩成团。主根长圆锥形,直径1~3mm;淡黄棕色,有细纵皱纹。叶基生,灰绿色,展平后叶片呈披针形或卵状披针形,长1.5~6cm,宽1~2cm;先端钝,基部截形或稍心形,边缘具钝锯齿,两面有毛;叶柄细,长2~6cm,上部具明显狭翅。花茎纤细;花瓣5,紫堇色或淡棕色;花距细管状。蒴果椭圆形或3裂,种子多数,淡棕色。气微,味微苦而稍黏。

⊙【炮制及饮片】

除去杂质,洗净,切碎,干燥。

⊙【性味功能】

味苦、辛,性寒。有清热解毒,凉血消肿的功能。

⊙【主治用法】

用于疔疮肿毒,痈疽发背,丹毒,毒蛇咬伤。用量15~30g。外用鲜品适量,捣烂敷患处。

1.早开地丁 Viola prionantha与紫花地丁形态相似,且混生,常被药农混合采收。与紫花地丁主要区别点:叶片常为长圆状卵形、卵状披针形,叶基宽楔形或截形。

2.广东、广西习惯使用龙胆科植物华南龙胆 Gentiana loureirii、鳞叶龙胆 Gentiana squarrosa及灰绿龙胆 Gentiana yokusaii的干燥全草,药材称广地丁或龙胆地丁。华南龙胆为多年生草本,根稍肉质;鳞叶龙胆为一年生草本,茎自基部分枝,主茎不明显;灰绿龙胆为一年生草本,茎上部分枝,主茎明显。

3.甜地丁为豆科植物米口袋 Gueldenstaedtia verna的干燥全草,米口袋的叶片为一回羽状,蝶形花。

4.苦地丁为罂粟科植物布氏紫堇 Corydalis bungeana,布氏紫堇的叶2~3回羽状,花有距。参见"苦地丁"项。

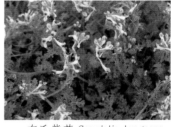

布氏紫堇 Corydalis bungeana

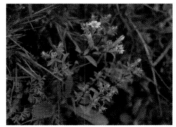

灰绿龙胆 Gentiana yokusaii

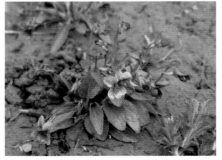

早开地丁 Viola prionantha

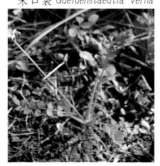

米口袋 Gueldenstaedtia verna

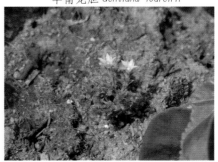

华南龙胆 Gentiana loureirii

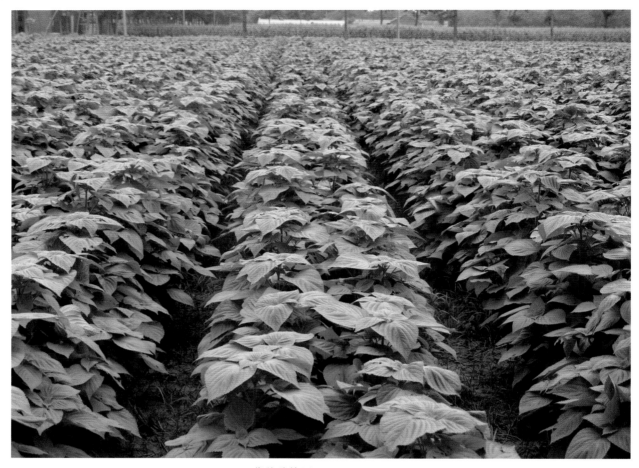

紫苏种植园 *Perilla frutescens*

紫苏子

紫苏子 Zisuzi

⊙【来源】

紫苏子为唇形科(Labiatae)植物紫苏的成熟果实。

⊙【原植物】

紫苏 *Perilla frutescens* (L.) Britt.

一年生草本。株高达90cm。茎直立，具槽，绿色或带紫色，密被长柔毛。叶阔卵形或圆形，长7~13cm，宽4.5~10cm，基部圆形或阔楔形，先端短尖或突尖，叶缘在基部以上具粗锯齿，两面绿色或紫色，或仅下面紫色，侧脉7~8对。轮伞花序2花，组成偏向一侧的顶生或腋生的总状花序；苞片宽卵圆形或近圆形，外被红褐色腺点。花萼钟形，10脉，下部被长柔毛，夹有黄色腺点，二唇形；上唇宽大，3齿；下唇比上唇稍长，2齿，齿为披针形。花冠白色至紫红色，长2~2.5mm，2唇形；上唇微缺；下唇

3裂，中裂片较大，侧裂片与上唇相近似。雄蕊4，几不外伸；前对雄蕊较长；花柱先端具相等的2裂。小坚果，球形。花期8～9月，果期9～10月。

⊙【生境分布】

全国各地广泛栽培。

⊙【采收加工】

秋季果实成熟时采收，除去杂质，晒干。

⊙【药材性状】

紫苏子呈卵圆形或类球形，直径约1.5mm。表面灰棕色或灰褐色，有微隆起的暗紫色网纹，基部稍尖，有灰白色点状果梗痕。果皮薄而脆，易压碎。种子黄白色，种皮膜质，子叶2，类白色，有油性。压碎有香气，味微辛。

⊙【炮制及饮片】

紫苏子 除去杂质，洗净，干燥。

炒紫苏子 取净紫苏子，置热锅中，用文火炒至有爆声时，取出，放凉。

⊙【性味功能】

味辛，性温。有降气消痰，平喘，润肠的功能。

⊙【主治用法】

用于痰壅气逆，咳嗽气喘，肠燥便秘等。用量3～9g。

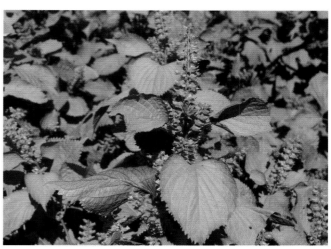

紫苏果枝 *Perilla frutescens*

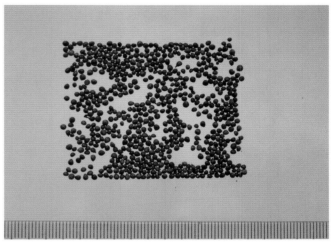

炒紫苏子 *Perilla frutescens*

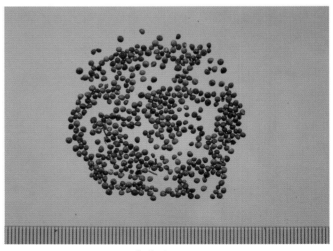

紫苏子 *Perilla frutescens*

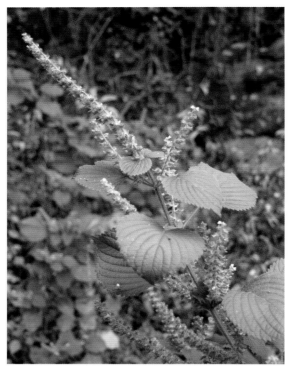

紫苏花枝 *Perilla frutescens*

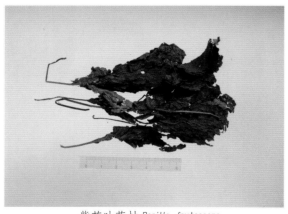

紫苏叶药材 *Perilla frutescens*

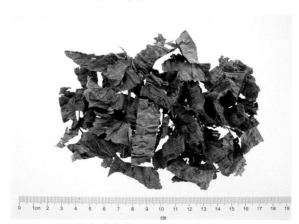

紫苏叶饮片 *Perilla frutescens*

紫苏叶

紫苏叶 Zisuye

⊙ 【来源】

紫苏叶为唇形科(Labiatae)植物紫苏的干燥叶（或带嫩枝）。

⊙ 【原植物】

紫苏 *Perilla frutescens* (L.) Britt 参见"紫苏子"项。

⊙ 【生境分布】

全国各地广泛栽培。

⊙ 【采收加工】

夏季枝叶茂盛时采收，除去杂质，晒干。

⊙ 【药材性状】

紫苏叶多皱缩卷曲、碎破，完整者展平后呈卵圆形，长4～11cm，宽2.5～9cm。先端长尖或急尖，基部圆形或宽楔形，边缘具圆锯齿。两面紫色或上表面绿色，下表面紫色，疏生灰白色毛，下表面有多数凹点状的腺鳞。叶柄长2～7cm，紫色或紫绿色。质脆。带嫩枝者，枝的直径2～5mm，紫绿色，断面中部有髓。气清香，味微辛。

⊙ 【炮制及饮片】

除去杂质及老梗；或喷淋清水，切碎，干燥。

⊙ 【性味功能】

味辛，性温。有解表散寒，行气和胃的功能。

⊙ 【主治用法】

用于风寒感冒，咳嗽呕恶，妊娠呕吐，鱼蟹中毒。用量5～9g。

紫苏梗

紫苏梗 *Zisugeng*

【来源】

紫苏梗为唇形科(Labiatae)植物紫苏的干燥茎。

【原植物】

紫苏 *Perilla frutescens* (L.) Britt.参见"紫苏子"项。

【生境分布】

全国各地广泛栽培。

【采收加工】

秋季果实成熟后采割,除去杂质,晒干,或趁鲜切片,晒干。

【药材性状】

紫苏梗呈方柱形,四棱钝圆,长短不一,直径0.5~1.5cm。表面紫棕色或暗紫色,四面有纵沟及细纵纹,节部稍膨大,有对生的枝痕和叶痕。体轻,质硬,断面裂片状。切片厚2~5mm,常呈斜长方形,木部黄白色,射线细密,呈放射状,髓部白色,疏松或脱落。气微香,味淡。

【炮制及饮片】

除去杂质,稍浸,润透,切厚片,干燥。

【性味功能】

味辛,性温。有理气宽中,止痛,安胎的功能。

【主治用法】

用于胸膈痞闷,胃脘疼痛,嗳气呕吐,胎动不安。用量5~9g。

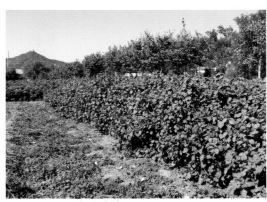

紫苏种植园 *Perilla frutescens*

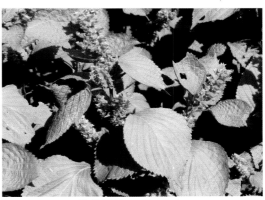

紫苏果枝 *Perilla frutescens*

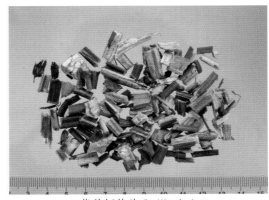

紫苏梗饮片 *Perilla frutescens*

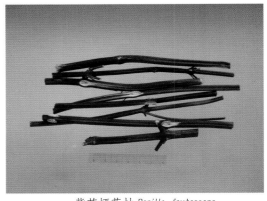

紫苏梗药材 *Perilla frutescens*

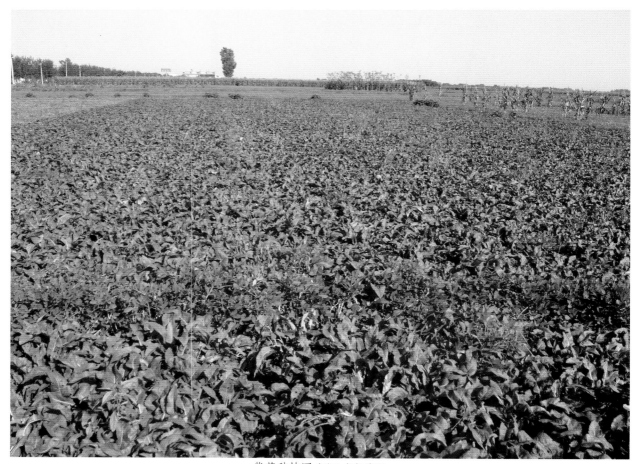

紫菀种植园 *Aster tataricus*

紫菀

紫菀 Ziyuan

⊙【来源】

紫菀为菊科(Compositae)植物紫菀的干燥根及根茎。

⊙【原植物】

紫菀 *Aster tataricus* L. f. 别名：驴耳朵菜。

多年生草本，高70~150cm。根茎粗短，簇生多数细长根。茎直立，粗壮，不分枝，疏生粗毛。基生叶丛生，有长柄；匙状长椭圆形，长达40cm，宽达30cm，先端钝尖，基部下延长，两面有短硬毛；茎生叶互生，长椭圆形或披针形，长8~35cm，宽5~10cm，先端短尖，基部下延，边缘有不整齐粗锯齿。头状花序多数，伞房状排列，花序直径2.5~3.5cm，有长柄，被短刚毛；总苞半球形，总苞片3列，长圆状披针形，绿色带紫色，先端及边缘膜质；花序周围为舌状花，雌性，蓝紫色，舌片长15~18mm，宽约4mm，先端3裂；花柱1，柱头2分叉；管状花两性，黄色，先端5齿裂；雄蕊5，聚药包围花柱；子房下位，柱头2分叉。瘦果倒卵状长圆形，扁平，上部有短毛，顶端有宿存白色冠毛。花期8~9月。果期9~10月。

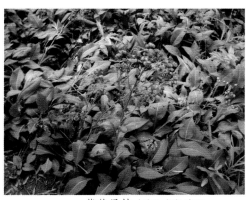
紫菀果枝 *Aster tataricus*

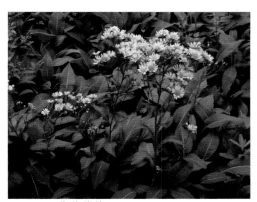
紫菀花枝 *Aster tataricus*

⊙【生境分布】

生于山地、河旁、草地。分布于东北及河北、内蒙古、山西、陕西、甘肃、青海、安徽等省区。

⊙【采收加工】

秋季当地上叶全部枯萎后采挖，或于翌年春季发芽前采挖，除去有节的根茎（习称"母根"）和泥沙及杂质，将细根编成小辫状，晒干。

⊙【药材性状】

紫菀为不规则块状，长2~5cm，直径1~3cm，上端有多数茎基及叶柄残痕，下端有未除尽直根，纤维性，质稍硬。周围簇生多数须根，长5~15cm，直径1~3mm，紫红色或灰红色，有纵皱纹，常编成瓣状。质柔韧，断面灰白色或灰棕色。气微香，味甜、微苦。嚼后稍有麻辣感。

⊙【炮制及饮片】

紫菀　除去杂质，洗净，稍润，切厚片，干燥。

蜜紫菀　将炼蜜加适量沸水稀释后，加入净紫菀片拌匀，闷透，置锅内，用文火炒至不粘手时，取出，放凉。每100kg净紫菀片，用炼蜜25kg。

⊙【性味功能】

味辛、苦，性温。有润肺，祛痰，止咳的功能。

⊙【主治用法】

用于气逆咳嗽，痰吐不利，肺虚久咳，痰中带血，支气管炎等。用量6~9g。

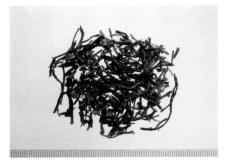
蜜紫菀 *Aster tataricus*

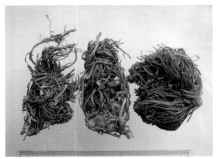
紫菀药材 *Aster tataricus*

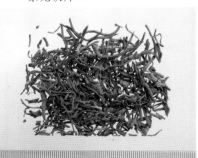
紫菀饮片 *Aster tataricus*

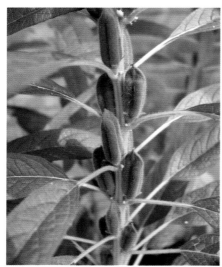

脂麻果枝 *Sesamum indicum*

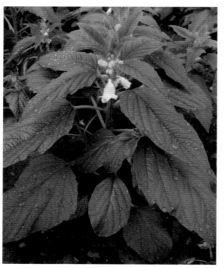

脂麻花枝 *Sesamum indicum*

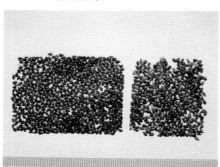

右为炒黑芝麻,左为黑芝麻 *Sesamum indicum*

脂麻的干燥成熟种子有黑、白两色,常以黑色种子入药。

黑芝麻

黑芝麻 Heizhima

⊙【来源】

黑芝麻为脂麻科(Pedaliaceae)植物脂麻的干燥成熟种子。

⊙【原植物】

脂麻 *Sesamum indicum* L. 别名:芝麻。

一年生草本。株高达1m;茎直立,四棱形,不分枝,植株被短柔毛和疏的黏液腺。下部叶对生,上部叶均为互生,叶片卵形、长圆形或披针形,长5~12cm,顶端急尖或渐尖,基部楔形,全缘或具锯齿,下部叶常3浅裂;叶柄长1~6cm。花单生或2~3朵生于叶腋;花萼稍合生,裂片披针形,被柔毛;花冠筒状,二唇形,白色、紫色或淡黄色;雄蕊4,2强;子房2室。蒴果,长圆状筒形,长2~2.5cm,常成4棱,纵裂,被短柔毛;种子多数。花期7~8月,果期8~9月。

⊙【生境分布】

多生于干燥、肥沃的沙质壤土。除西藏高原外全国各地均有栽培。

⊙【采收加工】

秋季果实成熟时采割植株,晒干,打下种子除去杂质,再晒干。

⊙【药材性状】

黑芝麻呈扁卵圆形,长约3mm,宽约2mm。表面黑色,平滑或有网状皱纹。尖端有棕色点状种脐。种皮薄,子叶2,白色,富油性。气微,味甘,有油香气。

⊙【炮制及饮片】

黑芝麻 除去杂质,洗净,晒干。用时捣碎。

炒黑芝麻 取净黑芝麻,置热锅中,用文火炒至有爆声时,取出,放凉。用时捣碎。

⊙【性味功能】

味甘,性平。有补肝肾,益精血,润肠燥的功能。

⊙【主治用法】

用于头晕眼花,耳鸣耳聋,须发早白,病后脱发,肠燥便秘。用量9~15g。

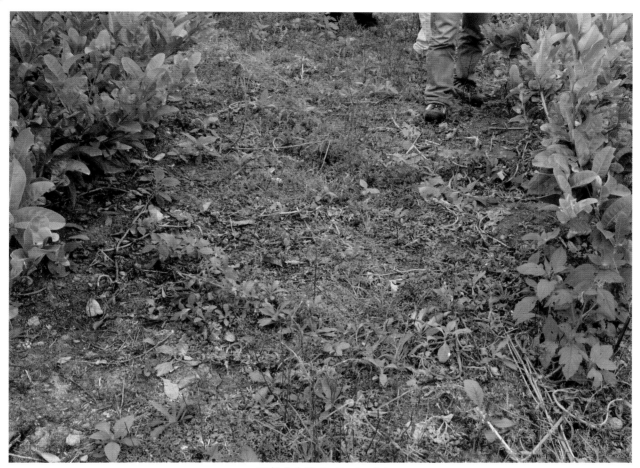

石胡荽生境 *Centipeda minima*

鹅不食草

鹅不食草 Erbushicao

⊙【来源】

鹅不食草为菊科(Compositae)植物石胡荽的全草。

⊙【原植物】

石胡荽 *Centipeda minima* (L.) A. Br. et Aschers 别名：球子草，白地茜，蚊子草。

一年生匍匐草本，高15cm左右，微臭，揉碎有辛辣味。茎基部多分枝，枝广展，匍匐，着地生根，无毛或略被细柔毛。叶互生，无柄，叶片小，匙形或倒卵状披针形，长0.8~2cm，宽3~5mm，先端钝，基部楔形，边缘有不规则疏齿。头状花序扁球形，单生于叶腋，无柄，直径3~4mm；总苞片2层，椭圆状披针形，边缘膜质，外层较大；花托平坦或稍凸起；花杂性，淡黄色，花序外围为雌花，多列，花管极细而短，中央为两性花，数朵，花冠筒钟状，细小，顶端4裂；雄蕊4，聚药，花药基部钝形；子房下位，柱头2裂。瘦果四棱形，棱上有毛，无冠毛。花期4~8月，果期6~10月。

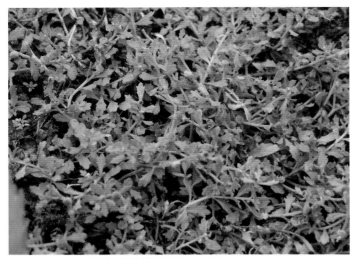

石胡荽花枝 Centipeda minima

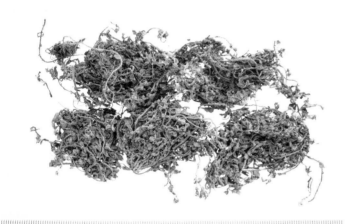

鹅不食草药材 Centipeda minima

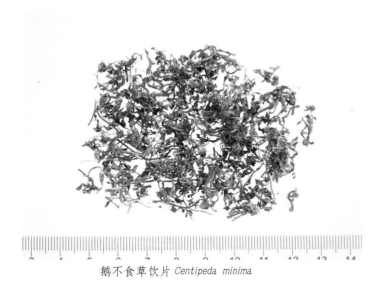

鹅不食草饮片 Centipeda minima

⊙【生境分布】

生于稻田、阴湿山地及路旁或湿润草地。分布于全国大部分省区。

⊙【采收加工】

夏季开花后采收，洗净，晒干。

⊙【药材性状】

鹅不食草扭集成团，灰绿色或棕褐色。须根纤细，淡黄色。茎细，多分枝，质脆，断面黄白色，中央有白色的髓或空洞。叶小，多皱缩或破碎不全，完整叶片互生，倒卵状披针形，边缘有锯齿。头状花序单生叶腋，扁球形，黄色或黄褐色。气微香，久闻有刺激感，味苦，微辛。

⊙【炮制及饮片】

除去杂质，切段，干燥。

⊙【性味功能】

味辛，性温。有清热止咳，祛风通窍，散瘀消肿，退翳明目的功能。

⊙【主治用法】

用于鼻塞不通，急、慢性鼻炎，过敏性鼻炎，头痛，百日咳，慢性气管炎，结膜炎，风湿关节痛，湿疮肿毒，跌打肿痛，毒蛇咬伤等症。用量3～9g，煎服，或捣汁。外用适量，捣烂塞鼻，研末捣敷或搐鼻。

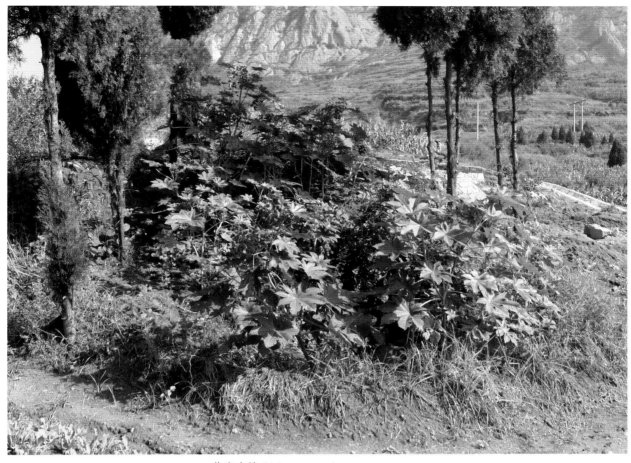

蓖麻生境 *Ricinus communis*

蓖麻子

蓖麻子　Bimazi

⊙【来源】

蓖麻子为大戟科(Euphorbiaceae)植物蓖麻的干燥成熟种子。

⊙【原植物】

蓖麻 *Ricinus communis* L.

一年生草本。株高 1.5~2m。茎直立，分枝，中空。叶盾形，直径 20~60cm；掌状 5~11 裂，裂片卵形或窄卵形，缘具齿，无毛；叶柄长；托叶合生，早落。花单性，雌雄同株，无花瓣；聚伞圆锥花序，长约 20cm，顶生或与叶对生。雄花的萼 3~5 裂，直径约 1cm。雌花萼 5 裂，裂片不等大。蒴果，长圆形或近球形，长 1.5~2.5cm，直径 1~1.4cm。花期 7~8 月，果期 9~10 月。

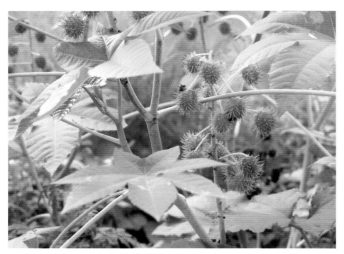

蓖麻果枝 Ricinus communis

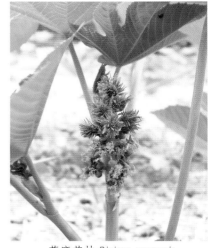

蓖麻花枝 Ricinus communis

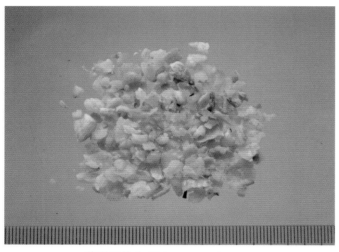

蓖麻子饮片 Ricinus communis

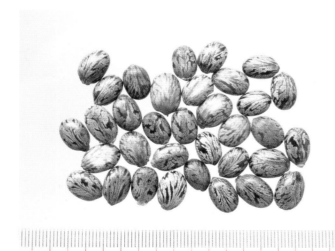

蓖麻子药材 Ricinus communis

⊙ 【生境分布】

全国各地均有栽培。

⊙ 【采收加工】

秋季采摘成熟果实，晒干，除去果壳，收集种子。

⊙ 【药材性状】

蓖麻子椭圆形或卵形，稍扁，上端宽，长 0.9~1.8 cm，宽 0.5~1 cm，一面较平，另面较隆起。有灰白色、黑棕色或黄棕色交错的大理石样纹理，平滑，有光泽。较小端有突起的种阜，并有珠孔，较平面有明显种脊。种皮硬脆，较薄。种仁白色。气无，味涩。

⊙ 【炮制及饮片】

除去杂质。用时去壳，捣碎。

⊙ 【性味功能】

味甘、辛，性平，有毒。有消肿拔毒，泻下通滞，排脓的功能。

⊙ 【主治用法】

用于痈疽肿毒，喉痹，瘰疬，大便燥结。外用适量，捣烂敷患处。亦可入丸剂内服。

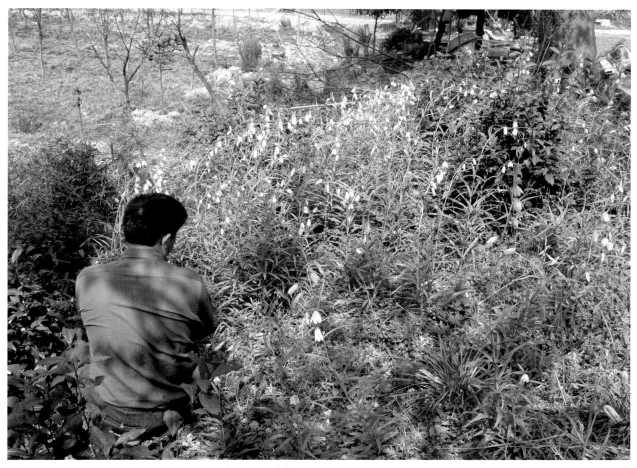

湖北贝母种植园 *Fritillaria hupehensis*

湖北贝母

湖北贝母 Hubeibeimu

⊙【来源】

湖北贝母为百合科（Liliaceae）植物湖北贝母的干燥鳞茎。

⊙【原植物】

湖北贝母 *Fritillaria hupehensis* P. K. Hsiao 别名：板贝，窑贝。

多年生草本。鳞茎扁圆形或圆锥形。叶3~7枚轮生，3至多轮，长圆状披针形，在上部的叶先端常卷曲。花1~4，紫色具黄褐色小方格；叶状苞片3枚轮生，先端明显卷曲；花被片6；柱头裂片3。蒴果，棱上的翅宽。花期4月，果期5~6月。

⊙【生境分布】

生于草地。栽培。分布于湖北西部和西南部、四川东部、湖南西北部。

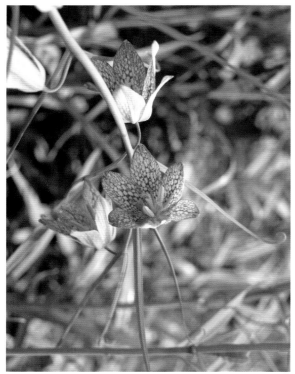

湖北贝母花枝 *Fritillaria hupehensis*

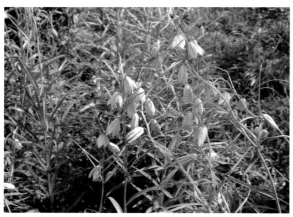

湖北贝母植株 *Fritillaria hupehensis*

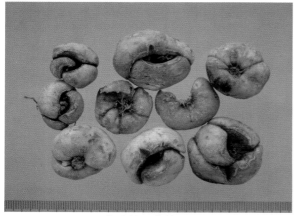

湖北贝母药材

⊙【采收加工】

夏初植株枯萎后采挖，清水浸泡，干燥。

⊙【药材性状】

湖北贝母扁圆球形，高0.8～2.2cm，直径0.8～3.5cm，类白色至淡棕色。外层鳞叶2瓣,肥厚，略呈肾形，或大小悬殊，大瓣紧抱小瓣，顶端闭合或开裂。内有鳞叶2～6枚及干缩的残茎。内表面淡黄色至类白色，基部凹陷呈窝状，残留有淡棕色表皮及少数须根。单瓣鳞叶呈元宝状，长2.5～3.2cm，直径1.8～2cm。质脆，断面类白色，富粉性。气微，味苦。

⊙【炮制及饮片】

洗净，干燥。

⊙【性味功能】

味微苦，性凉。有清热化痰、止咳、散结的功能。

⊙【主治用法】

用于热痰咳嗽，痰核瘰疬，痈肿疮毒。用量3～9g。研粉冲服。不宜与乌头类药材同用。

 混 伪 品

一、本品与浙贝母相似，参见"浙贝母"项。

二、《Flora of China》及《中国高等植物》修订湖北贝母 *Fritillaria hupenhensis* 作为天目贝母 *Fritillaria monantha* 的异名。

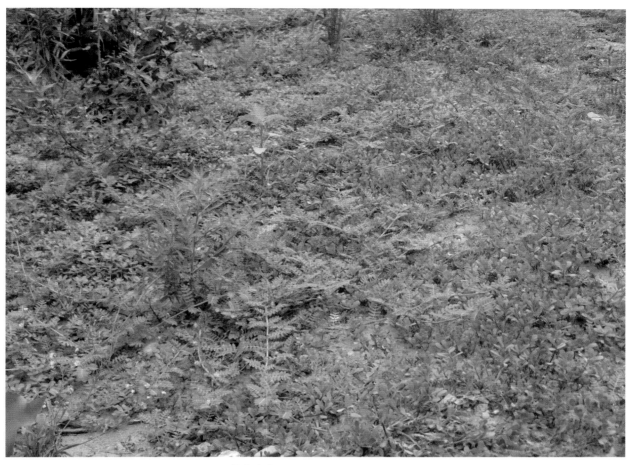

蒺藜生境 *Tribulus terrestris*

蒺藜

蒺藜　　Jili

⊙【来源】

蒺藜为蒺藜科(Zygophyllaceae)植物蒺藜的干燥成熟果实。

⊙【原植物】

蒺藜 *Tribulus terrestris* L. 别名：刺蒺藜，硬蒺藜。

一年生草本。茎由基部分枝，平卧，长1m左右，全株密生丝状柔毛。偶数羽状复叶，互生或对生，长1.5~6cm。小叶5~8对，长圆形，长6~17mm，宽2~5mm，先端锐尖或钝，基部稍偏斜，近圆形，全缘，上面叶脉上有细毛，下面密生白色伏毛；托叶小，边缘半透明状膜质；有叶柄和小叶柄。花单生于叶腋。萼片5，宿存。花瓣5，比萼片稍长，黄色。雄蕊10，生于花盘基部，5枚花丝较短的基部有鳞片状腺体。子房5棱，花柱单一，柱头5裂。分果，由5个分果瓣组成，扁球形，直径约1cm；每果瓣具刺。花期5~8月，果期6~9月。

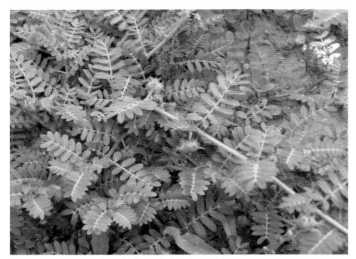

蒺藜果枝 *Tribulus terrestris*

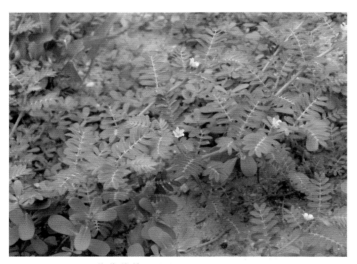

蒺藜花枝 *Tribulus terrestris*

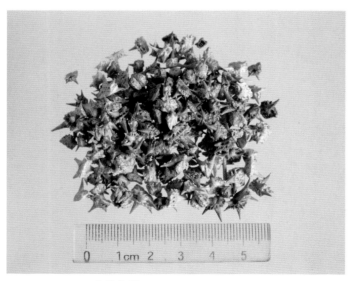

蒺藜药材 *Tribulus terrestris*

◎【生境分布】

生于沙地、荒地、山坡、居民点附近。全国各地均有分布。

◎【采收加工】

秋季果实成熟时采割植株，晒干，打下果实，除去杂质。

◎【药材性状】

蒺藜由5个分果瓣组成，呈放射状排列，直径7～12mm。常裂为单一的分果瓣，分果瓣呈斧状，长3～6mm；背部黄绿色，隆起，有纵棱及多数小刺，并有对称的长刺和短刺各1对，两侧面粗糙，有网纹，灰白色。质坚硬。无臭，味苦、辛。

◎【炮制及饮片】

蒺藜　除去杂质。

炒蒺藜　取净蒺藜，置热锅中，用文火炒至微黄色时，取出，放凉。

◎【性味功能】

味辛、苦，性微温。有平肝解郁，活血祛风，明目，止痒的功能。

◎【主治用法】

用于头痛眩晕，胸胁胀痛，乳汁不下，目赤翳障，皮肤瘙痒，经闭。用量6～9g。孕妇慎用。

椿皮

椿皮 Chunpi

⊙【来源】

椿皮为苦木科(Simaroubaceae)植物臭椿的干燥根皮或干皮。

⊙【原植物】

臭椿 *Ailanthus altissima* (Mill.) Swingle 别名：樗木。

落叶乔木，高达20m。树皮灰褐色，光滑，有纵裂纹，幼枝有细毛。单数羽状复叶，互生，小叶13~21，小叶柄短；小叶卵状披针形，长7~12cm，宽2~5cm，先端渐尖，基部偏斜，一边圆形，另一边楔形，近基部处常有1~2对粗齿，齿端有1圆形腺体，全缘，有时稍皱缩或反卷，搓碎有臭味。圆锥花序顶生，花小，杂性；萼片5~6，三角状卵形，边缘有细毛；花瓣5~6，绿白色；雄花有雄蕊10，着生于花盘基部；两性花雄蕊较短，且少于10枚；雌蕊有5~6心皮，基部多少连合，柱头5裂。翅果扁平，长椭圆形，淡黄绿色或淡红褐色，每个翅果中部有1种子。种子卵圆形或近圆形，扁平，淡褐色，光滑。花期6~7月。果期8~9月。

⊙【生境分布】

生于山坡、林中。分布于全国各

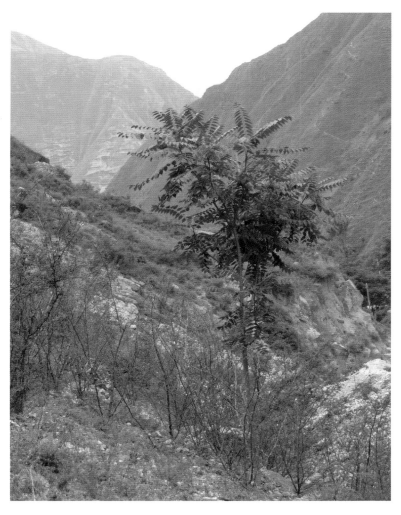

臭椿生境 *Ailanthus altissima*

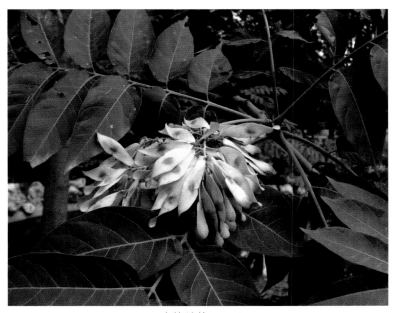

臭椿果枝 *Ailanthus altissima*

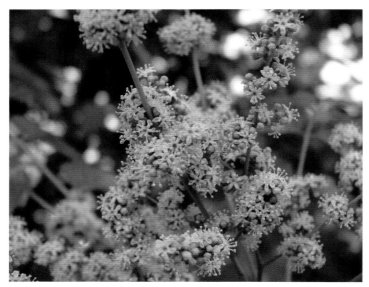

臭椿雄花枝 Ailanthus altissima

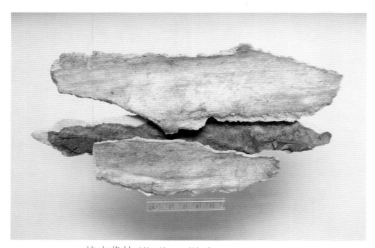

椿皮药材 Ailanthus altissima

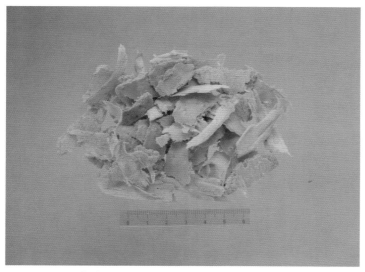

椿皮饮片 Ailanthus altissima

地。

⊙【采收加工】

春季剥取根皮或干皮，刮去或不刮去外面粗皮，晒干。

⊙【药材性状】

椿皮为不整齐的片状或卷片状，长宽不一，厚 0.3～1cm。外表面灰黄色或黄褐色，粗糙，有多数突起的纵向皮孔及不规则纵、横裂纹，除去粗皮者显黄白色；内表面淡黄色，较平坦，密布梭形小孔或小点。质硬而脆，断面外层颗粒性，内层纤维性。气微，味苦。

⊙【炮制及饮片】

椿皮 除去杂质，洗净，润透，切丝或段，干燥。

麸炒椿皮 取麸皮，撒在热锅中，加热至冒烟时，加入净椿皮丝，迅速翻动，炒至微黄色时，取出，筛去麸皮，放凉。

⊙【性味功能】

味苦、涩，性寒。有清热燥湿，涩肠，止血的功能。

⊙【主治用法】

用于慢性痢疾，肠炎，腹泻，胃及十二指肠溃疡，便血，遗精，白带。用量6～9g。

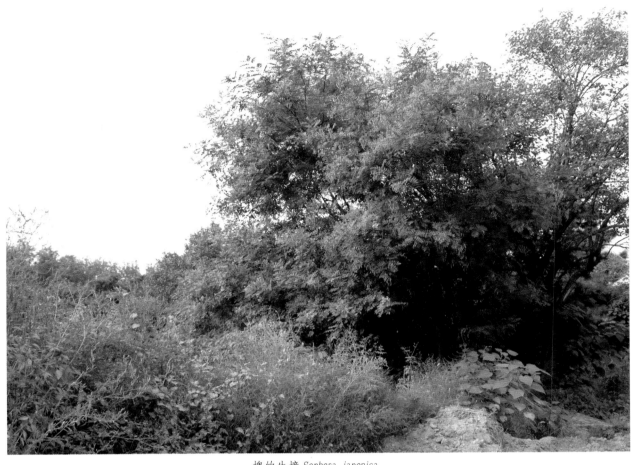

槐的生境 *Sophora japonica*

槐花

槐花　Huaihua

⊙【来源】

槐花为豆科(Leguminosae)植物槐的干燥花及花蕾。

⊙【原植物】

槐 *Sophora japonica* L.，参见"槐角"项。

⊙【生境分布】

生于山坡、旷野。分布于全国大部分地区。

⊙【采收加工】

夏季花开放或花蕾形成时采收，及时干燥，除去枝、梗及杂质。干燥花习称"槐花"，其花蕾习称"槐米"。

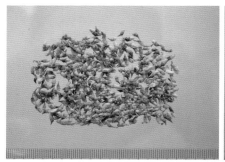
槐花(槐米)Sophora japonica

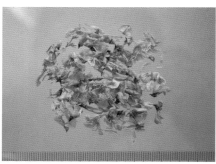
槐花 Sophora japonica

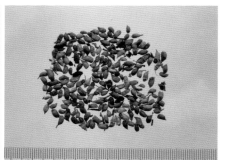
炒槐花(槐米)Sophora japonica

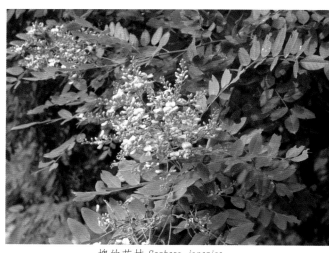
槐的花枝 Sophora japonica

⊙ 【药材性状】

　　槐花　花瓣散落，完整者长约1cm，花梗有毛；花冠蝶形，黄白色或淡黄色，花萼钟状，5裂；旗瓣近圆形，先端凹，基部有爪，翼瓣及龙骨瓣长方形，雄蕊10，9枚基部连合；子房扁长圆形。质轻，味微苦。

　　槐米　花蕾卵形或长椭圆形，长2～6mm，直径约2mm。花萼黄绿色，花冠黄白色，未开放大小不一，有白色短柔毛。质松脆，味微苦。

⊙ 【炮制及饮片】

　　槐花　除去杂质及灰屑。

　　炒槐花　取净槐花，置热锅中，用文火炒至表面深黄色时，取出，放凉。

　　槐花炭　取净槐花，置热锅内，用武火炒至表面焦褐色，取出，晾干。

⊙ 【性味功能】

　　味苦，性微寒。有凉血止血，清肝明目的功能。

⊙ 【主治用法】

　　用于便血，痔血，血痢，崩漏，吐血，衄血，肝热目赤，头痛眩晕。用量4.5～9g。

槐花炭(槐花)Sophora japonica　　　　槐花炭(槐米)Sophora japonica　　　　炒槐花(槐花)Sophora japonica

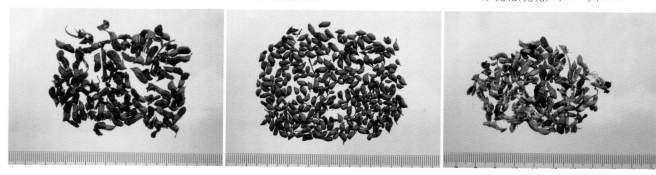
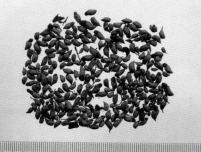
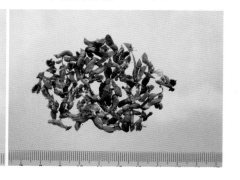

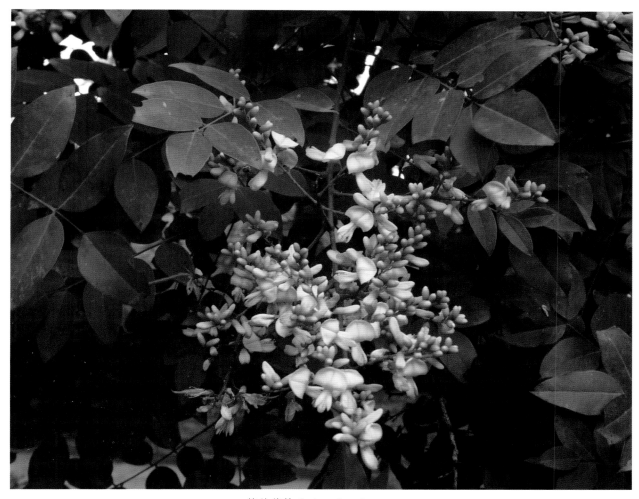

槐的花枝 *Sophora japonica*

槐角

槐角　Huaijiao

⊙【来源】

槐角为豆科(Leguminosae)植物槐的干燥成熟果实。

⊙【原植物】

槐 *Sophora japonica* L.

落叶乔木，高达 25 m。树皮粗糙，暗灰色。单数羽状复叶，叶柄被毛，小叶 7～17，小叶柄短，被毛；托叶镰刀状；小叶卵状披针形或卵状长圆形，长 2.5～7 cm，宽 1～2.5 cm，先端钝尖，基部楔形，稍偏斜，全缘，下面伏生白毛。圆锥花序顶生；花梗及小花梗被毛，花萼 5 浅裂，被疏毛；花冠蝶形，黄白色，旗瓣宽心形，先端凹，有爪；雄蕊 10，离生或基部稍连合，花丝不等长；子房筒状，被细长毛，花柱弯曲。荚果圆柱形，肉质下垂，种子间缢缩成念珠状，有喙。种子肾形。花期 7～8 月。

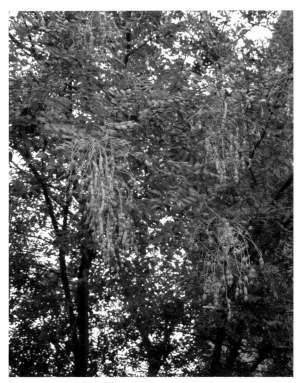

槐的果枝 Sophora japonica

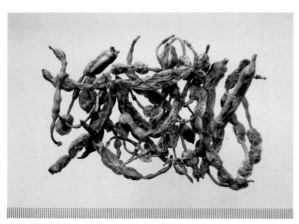

蜜槐角 Sophora japonica

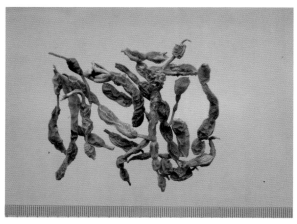

槐角 Sophora japonica

果期9～10月。

⊙【生境分布】

生于山坡、旷野。南北各地多有栽培，以北方最为常见。

⊙【采收加工】

冬季采收，除去杂质，干燥。

⊙【药材性状】

槐角呈连珠状，长1～6cm，直径0.6～1cm。黄绿色或黄褐色，皱缩而粗糙，背缝线一侧呈黄色。质柔润，干燥皱缩，易在收缩处折断，断面黄绿色，有黏性。种子1～6粒，肾形，长约8mm，表面光滑，棕黑色，一侧有灰白色圆形种脐；质坚硬，子叶2，黄绿色。果肉气微，味苦，种子嚼之有豆腥气。

⊙【炮制及饮片】

槐角　除去杂质。

蜜槐角　将炼蜜加适量沸水稀释后，加入净槐角拌匀，闷透，置锅内，用文火炒至外皮光亮、不粘手时，取出，放凉。每100kg净槐角，用炼蜜5kg。

⊙【性味功能】

味苦，性寒。有清热泻火，凉血止血的功能。

⊙【主治用法】

用于肠热便血，痔肿出血，肝热头痛，眩晕目赤。用量6～9g。

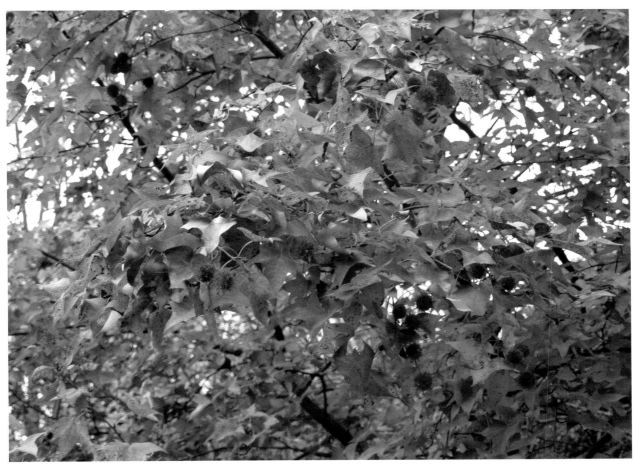

枫香树果枝 *Liquidambar formosana*

路路通

路路通 Lulutong

⊙【来源】

路路通为金缕梅科(Hamamelidaceae)植物枫香树的干燥成熟果序。

⊙【原植物】

枫香树 *Liquidambar formosana* Hance. 别名：枫树，九孔子，枫树果。

落叶乔木，高20~40 m。树皮幼时灰白色，老时褐色，粗糙，幼枝有细长毛或光滑。叶互生，叶柄长3~7 cm；托叶线形，长约1 cm，锈红色，早落。叶掌状3裂，幼时多成5裂，长6~12 cm，宽8~15 cm，裂片卵状三角形至长卵形，先端长渐尖，基部心形或截形，边缘有细锯齿，幼时上面被毛，下面幼时密被细毛或仅脉腋有毛。花单生，雌雄同株，生于短枝上部；雄花淡黄绿色，集成总状花序，被锈色长毛，雄蕊多数，短而集成球形；雌花集成圆球形头状花序，生于短枝叶腋，总花梗被毛，萼片锥形，退化雄蕊少数；子房半下位，2室，花柱2，柱头弯曲。复果圆球形，下垂，直径2.5~4 cm，上有刺状，宿

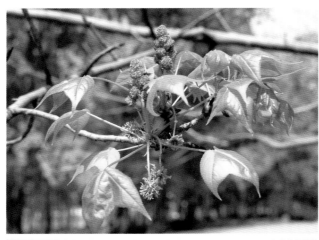

枫香树花枝 *Liquidambar formosana*

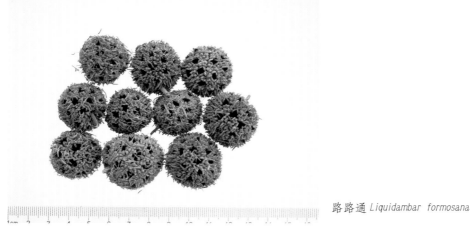

路路通 *Liquidambar formosana*

存花柱及苞片组成。蒴果密集于复果内，熟时顶孔开裂，种子有翅。花期3~4月。果期9~10月。

⊙【生境分布】

生于温暖、湿润、肥沃土壤的平原及丘陵山区。分布于河南、陕西、青海、安徽、江苏、浙江、福建、台湾、湖北、湖南、广东、广西、云南、贵州、四川、西藏等省区。

⊙【采收加工】

10~12月间将树上果序打落或将落于地上的果序拾起，洗净、晒干，拣去杂质、果梗，即得。

⊙【药材性状】

路路通圆球形，直径2.5~4cm。灰棕色至棕褐色，有多数尖刺状宿存萼齿及其花柱，长0.5~1cm，折断或弯曲，除去尖刺物则见多数蜂窝状小孔。果梗基部有长3.5~4.5cm的圆柱形果柄，果柄折断或仅有断痕。小蒴果顶端开裂成空洞状。种子多数，多角形，直径约1mm，黄棕色或棕褐色，部分蒴果扁平，长圆形，发育完全种子1~2，有翅，褐色。体轻，质硬，不易破开。气微香，味淡。

⊙【性味功能】

味微苦，性平。有行气宽中，活血通络，下乳，利尿的功能。

⊙【主治用法】

用于胃痛腹胀，关节疼痛，水肿胀痛，小便不利，经闭，乳中结块，乳汁不下，月经不调，荨麻疹，痈疽，痔漏等。用量：4.5~9g，水煎服。

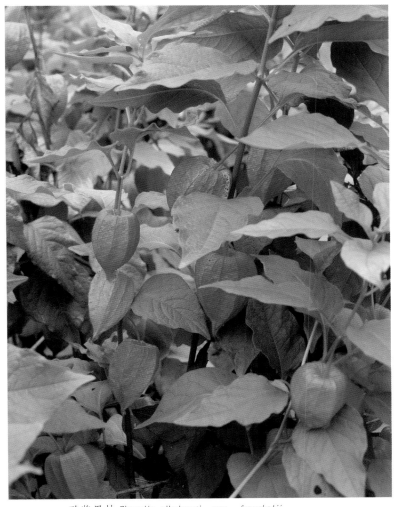

酸浆果枝 Physalis alkekengi var. frauchetii

锦灯笼

锦灯笼 Jindenglong

⊙【来源】

锦灯笼为茄科(Solanaceae)植物酸浆的干燥宿萼或带浆果的宿萼。

⊙【原植物】

酸浆 Physalis alkekengi L. var. frauchetii (Mast.) Makino 别名：红姑娘，挂金灯。

多年生草本，高30~80cm。根状茎横走，地上茎直立，上部不分枝，茎节稍膨大，茎下部带紫色。叶在中、上部常2叶同生一节呈假对生，茎下叶互生；叶柄长1.5~3cm；叶广卵形或卵形，长6~12cm，宽5~9cm，先端尖，基部圆楔形，边缘不规则波状或有疏缺状，有短毛。花单生于叶腋，花萼钟状，绿色，边缘及外侧有短毛，萼齿5，三角形；花冠广钟形，裂片5，白色，外有短毛；雄蕊5，着生于花冠近基部处，花药基生；子房上位，卵形，2室，柱头2浅裂。果梗长2~3cm，宿萼阔卵形，囊状，直径2.5~3.5cm，橙红色或朱红色，先端尖；浆果包于宿萼囊中，球形，直径1.5cm，熟时橙红色或朱红色，光滑。种子多数，阔卵形，扁平，黄色。花期6~10月。果期7~11月。

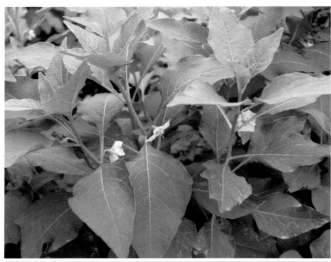

酸浆花枝
Physalis alkekengi var. frauchetii

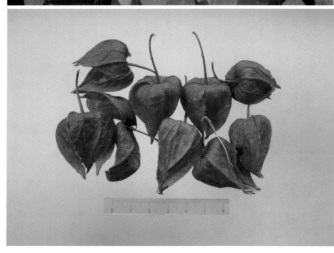

锦灯笼
Physalis alkekengi var. frauchetii

⊙【生境分布】

生于田野、山坡草地、路旁等地。分布于除海南、西藏以外全国各省区。

⊙【采收加工】

秋季宿萼由绿变红时，连同浆果采收，除去或保留浆果，晒干。

⊙【药材性状】

锦灯笼常破碎或被压扁，完整宿萼膨胀如五角阔卵形囊状物，长3～4cm，直径2.5～3.5cm，橙红色或朱红色，或中、下部色浅，有纵肋10条，肋间有网状脉，先端尖，闭合或微5裂，基部平或微凹，果梗长2～3cm。体轻，薄革质。未除去浆果，完整者圆球形，直径1～1.5cm，光滑，橙红色或朱红色，常干瘪或压破，基部与宿萼基部相连。种子多数，扁阔卵形，有钩状小突头，淡黄色，密布细微网纹。气微，稍似烟草，宿萼味淡、微辛、苦；浆果味甜，微酸。

⊙【性味功能】

味苦、酸，性寒。有清热，解毒，利咽，化痰，利尿的功能。

⊙【主治用法】

用于咽喉肿痛，肺热咳嗽，感冒发热，湿热黄疸，风湿关节炎，白带，小便不利等。用量4.5～9g。

满山红

满山红 Manshanhong

⊙【来源】

满山红为杜鹃花科（Ericaceae）植物兴安杜鹃的干燥叶。

⊙【原植物】

兴安杜鹃 *Rhododendron dauricum* L. 别名：满山红，达乌里杜鹃。

半常绿小灌木。小枝细而弯曲，有鳞片和柔毛。叶互生，近革质，有鳞片，长圆形或椭圆形，芳香，先端钝圆，基部楔形，近全缘或具细钝齿。花1~4朵，顶生，粉红色，先叶开放，有毛或鳞片，被芽鳞，花冠漏斗状，5裂，外面有毛；雄蕊5；雌蕊1，子房密被鳞片。蒴果长圆形，被有鳞片。花期4~5月，果期7月。

⊙【生境分布】

生于山坡林缘或落叶林下。分布于东北及内蒙古等省区。

⊙【采收加工】

夏、秋两季采收叶，阴干。

⊙【药材性状】

满山红多反卷成筒状，有的皱缩破碎。完整叶片展平后呈椭圆形或长倒卵形，长2~7.5cm，宽1~3cm；先端钝，基部近圆形或宽楔形，全缘；上表面暗绿色至褐绿色，散生浅黄色腺鳞；下表面灰绿色，腺鳞甚多。叶柄长3~10mm。近革质。气芳香特异，味较苦、微辛。

⊙【性味功能】

味辛、苦，性温。有止咳，祛痰的功能。

⊙【主治用法】

用于急、慢性气管炎。用量25~50g，水煎服。

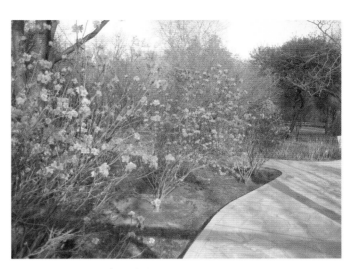

兴安杜鹃植株 *Rhododendron dauricum*

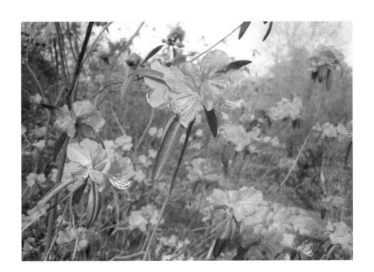

兴安杜鹃花枝 *Rhododendron dauricum*

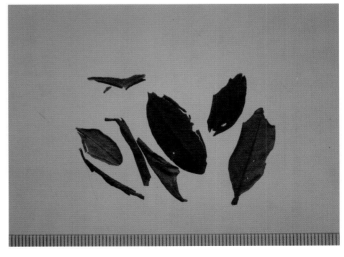

满山红 *Rhododendron dauricum*

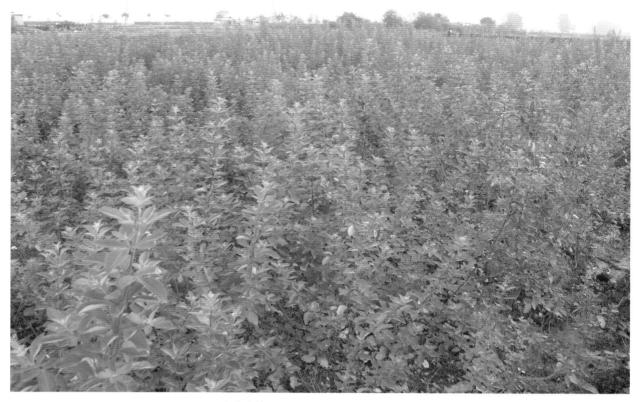

蔓荆种植园 *Vitex trifolia*

蔓荆子

蔓荆子 Manjingzi

⊙【来源】

蔓荆子为马鞭草科(Verbenaceae)植物单叶蔓荆和蔓荆带宿萼的果实。

⊙【原植物】

1. 单叶蔓荆 *Vitex trifolia* var. *simplicifolia* Cham. 别名：灰枣。

灌木，高达3m。幼枝四棱形，密生灰白色绒毛。单叶对生，叶柄长5~10mm，有白细毛；叶倒卵形或倒卵圆形，长2~5cm，宽1.5~3cm，先端钝圆，基部宽楔形，全缘，上面绿色，有短毛和腺点，下面密生灰白色绒毛，有腺点。聚伞花序排成紧密而狭窄的圆锥花序，长3~5cm，宽约2cm；花萼钟状，长约4mm，外密生灰白色绒毛，内无毛；先端5齿裂，果时宿存；花冠淡紫色，长1~1.5cm，5裂，中间1裂片最大；雄蕊4，着生于花冠筒中部，伸出花冠外，花药个字形分叉；子房球形，密生腺点，柱头2裂。核果球形，有腺点，多为增大宿萼包围。花期7~8月。果期8~9月。

2. 蔓荆 *Vitex trifolia* L. 别名：三叶蔓荆。

落叶灌木，罕为乔木，高1.5~5m，有香味；小枝四棱形，密生细柔毛。通常三出复叶，有时在侧枝

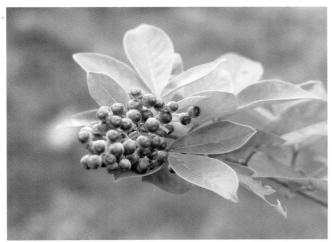

蔓荆果枝 *Vitex trifolia*

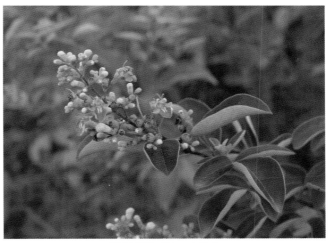

蔓荆花枝 *Vitex trifolia*

上可有单叶，叶柄长1~3mm；小叶片卵形、倒卵形或倒卵状长圆形，长2.5~9cm，宽1~3cm，顶端钝或短尖，基部楔形，全缘，表面绿色，无毛或被微柔毛，背面密被灰白色绒毛，侧脉约8对，两面稍隆起，小叶无柄或有时中间小叶基部下延成短柄。圆锥花序顶生，长3~15cm，花序梗密被灰白色绒毛；花萼钟状，顶端5浅裂，外面有绒毛；花冠淡紫色或蓝紫色，长6~10mm，外面及喉部有毛，花冠管内有较密的长柔毛，顶端5裂，二唇中间裂片较大，雄蕊4，伸出花冠外；子房无毛，密生腺点；花柱无毛，柱头2裂。核果近圆形，径约5mm，成熟时黑色；果萼宿存，外被灰白色绒毛。花期7月，果期9~11月。

⊙【生境分布】

单叶蔓荆生于海滨、湖畔、沙滩等地，分布于山东、江苏、浙江、江西、福建、台湾、广东、广西、海南等省区。

蔓荆生于平原沙地、河滩溪畔及荒地灌丛中，分布于福建、台湾、广东、海南、广西、云南等省、自治区。

⊙【采收加工】

9~11月果实成熟时采收，除去杂质，生用或清炒用。

⊙【药材性状】

蔓荆子球形，直径4~6mm。黑色或黑褐色，有粉霜状绒毛，有细纵沟4条，顶端微凹，有花柱痕，下部有灰白色宿萼及短果梗，宿萼先端5齿裂，一侧撕裂成两瓣，灰白色，密生细绒毛。体轻质坚，不易破碎。横断面果皮灰黄色，有棕褐点排列成环，分4室，每室有种子1枚或不育。种仁黄白色，有油性。气特异而芳

单叶蔓荆花枝 *Vitex trifolia* var. *simplicifolia*

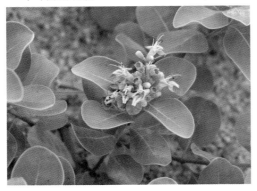

单叶蔓荆生境 *Vitex trifolia* var. *simplicifolia*

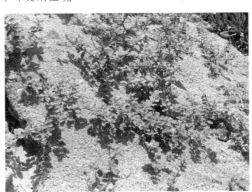

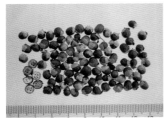
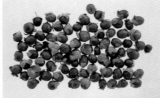
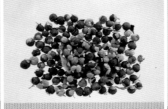
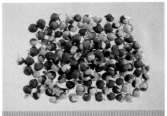

蔓荆子
(蔓荆 *Vitex trifolia*)

炒蔓荆子
(蔓荆 *Vitex trifolia*)

炒蔓荆子（单叶蔓荆
Vitex trifolia var. *simplicifolia*）

蔓荆子(单叶蔓荆
Vitex trifolia var. *simplicifolia*)

香，味辛、稍苦。

○【炮制及饮片】

蔓荆子　除去杂质。

炒蔓荆子　取净蔓荆子，置热锅中，用文火微炒，取出，放凉。用时捣碎。

○【性味功能】

味苦、辛，性微寒。有疏散风热，清利头目的功能。

○【主治用法】

用于风热感冒头痛，头晕目眩，目赤多泪，齿龈肿痛，目暗不明，关节疼痛拘挛等。用量 5～10g。

混 伪 品

同科植物黄荆 *Vitex negundo*、牡荆 *Vitex negundo* var. *cannabifolia*、荆条 *Vitex negundo* var. *heterophylla* 的果实偶有混为蔓荆子使用，它们主要区别为：

1. 小叶 1-3，全缘。

2. 小叶常3枚···蔓荆 *Vitex trifolia*

2. 小叶，稀在同一枝条上间有3枚···单叶蔓荆 *Vitex rotundifolia*

1. 小叶常5枚，全缘或具缺刻状锯齿、浅裂至深裂。

3. 小叶全缘，偶具少数锯齿···黄荆 *Vitex negundo*

3. 小叶具锯齿，浅裂至深裂。

4. 小叶具锯齿···牡荆 *Vitex negundo* var. *cannabifolia*

4. 小叶具缺刻状锯齿、浅裂至深裂·······································荆条 *Vitex negundo* var. *heterophylla*

牡荆 *Vitex negundo* var. *cannabifolia*　　　荆条 *Vitex negundo* var. *heterophylla*　　　黄荆 *Vitex negundo*

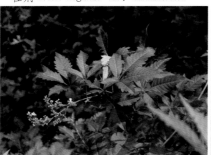
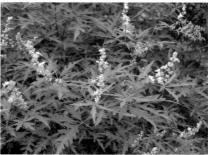
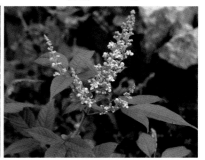

蓼大青叶

蓼大青叶 Liaodaqingye

⊙【来源】

蓼大青叶为蓼科（Polygonaceae）植物蓼蓝的叶。

⊙【原植物】

蓼蓝 *Polygonum tinctorium* Ait. 别名：大青子，靛蓝叶。

一年生草本，高40～90cm，生多数须根。茎圆形，直立，有分枝；节明显，茎下部节上生多数须根。叶互生，柄长0.5～1.5cm，托叶鞘膜质，圆筒状，有睫毛。叶椭圆形或卵形，长2～8cm，宽1.5～5.5cm，先端钝，基部楔形或圆形，全缘，花序穗状，顶生或腋生，花密集，淡红色；苞片膜质有纤毛；花被片5，卵圆形；雄蕊6～8，生于花被基部，花丝基部有蜜腺；柱头3裂。瘦果三棱形，褐色，包于宿存花被内。花期7～10月。果期8～11月。

⊙【生境分布】

生于田野、水边，多栽培。分布于东北、华北、山东及长江以南等省区。

⊙【采收加工】

6～7月或9～10月分两次采收叶，晒干，或割取茎上部，切段，晒干。

⊙【药材性状】

蓼大青叶多皱缩，破碎，完整叶片椭圆形或卵形，先端钝，基部楔形，全缘。蓝绿色或黑蓝色，叶脉浅黄棕色。质脆易碎。气微弱，味微苦涩。

⊙【性味功能】

味苦，性寒。有清热解毒，凉血清斑的功能。

⊙【主治用法】

用于温邪入营，高热神昏，发斑发疹，黄疸，热痢，疟腮，喉痹，丹毒，痈肿。用量9～15g。外用鲜品适量，捣烂敷患处。

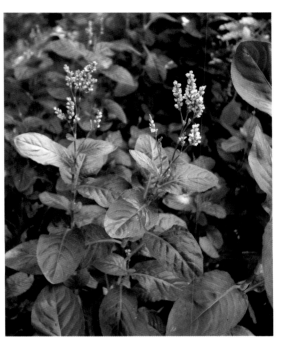

蓼蓝 *Polygonum tinctorium*

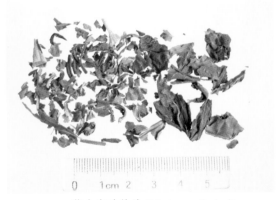

蓼大青叶饮片 *Polygonum tinctorium*

  混 伪 品

许多文献记载，大青叶除菘蓝植物外，有多种植物的干燥叶等同应用。参见"大青叶"项。

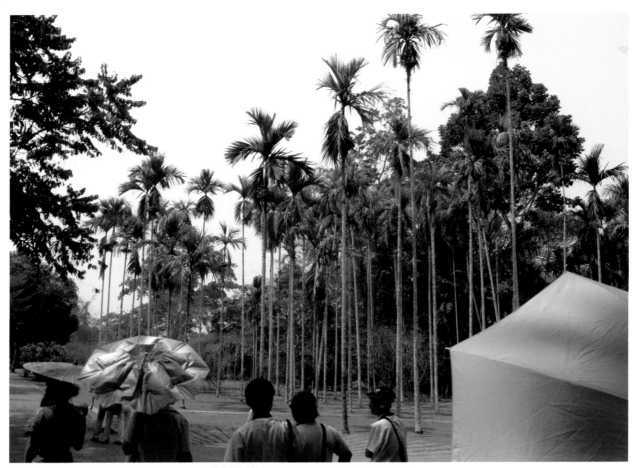

槟榔生境 *Areca catechu*

槟榔；焦槟榔

槟榔 Binglang；焦槟榔 Jiaobinglang

◉【来源】

槟榔为棕榈科（Palmaceoe）植物槟榔的种子。

◉【原植物】

槟榔 *Areca catechu* L. 参见"大腹皮"项。

◉【生境分布】

栽培于阳光充足、湿度大的林间或村旁。分布于福建、台湾、广东、海南、广西、云南等省、自治区。

◉【采收加工】

春末至秋初采收成熟果实，用水煮后，干燥，除去果皮，取出种子，干燥。

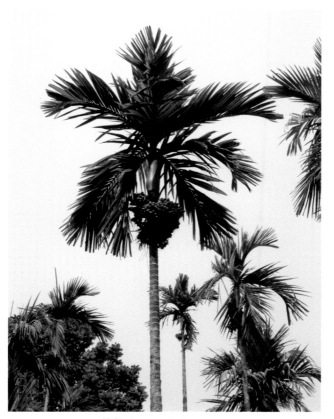

槟榔 *Areca catechu*

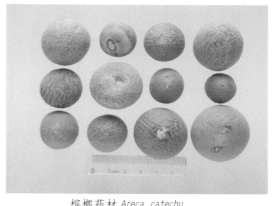

槟榔药材 *Areca catechu*

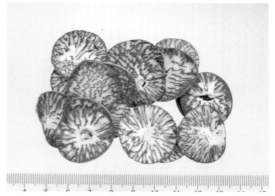

槟榔饮片 *Areca catechu*

⊙【药材性状】

种子近圆锥形，高1.5～3.5 cm，底部直径1.5～3 cm。表面淡黄棕色或红棕色，有网状沟纹，底部中心有一圆形凹窝（珠孔），其旁有一新月形或三角形浅色疤痕。质极坚硬。剖面可见大理石样花纹；纵剖面珠孔内侧有空隙。气微，味涩，微苦。

⊙【炮制及饮片】

槟榔：除去杂质，浸泡，润透，切薄片，阴干。
炒槟榔：取槟榔片清炒，炒至微黄色。
焦槟榔：取槟榔片清炒，炒至焦黄色。

⊙【性味功能】

味苦、辛，性温。有消积驱虫，降气行水的功能。

⊙【主治用法】

用于食积腹痛，泻痢后重，绦虫病，蛔虫病，姜片虫病，疟疾，水肿胀满，脚气肿痛。用量3～9g。驱绦虫、姜片虫30～60g。

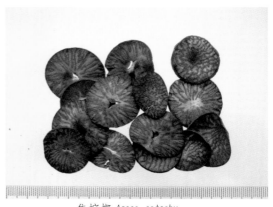

炒槟榔 *Areca catechu*

焦槟榔 *Areca catechu*

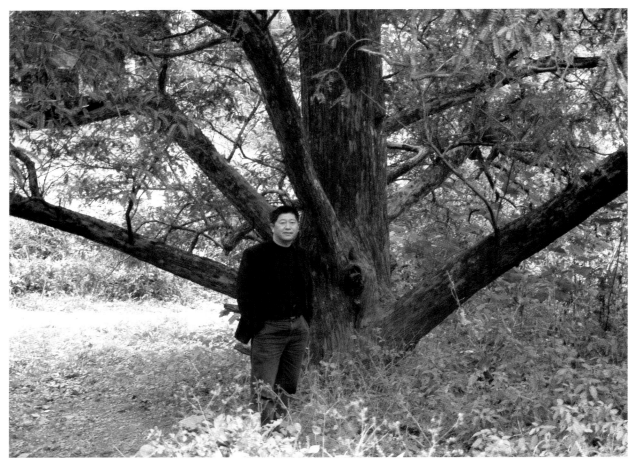

周康友(编者)在榧树下 *Torreya grandis*

榧子

榧子 Feizi

⊙【来源】

榧子为红豆杉科(Taxaceae)植物榧树的干燥成熟种子。

⊙【原植物】

榧 *Torreya grandis* Fort. 别名：榧子树，香榧。

乔木，高达25m，胸茎达55cm；树皮浅黄灰色、深灰色或灰褐色，不规则纵裂；一年生枝绿色，无毛，二、三年生枝黄绿色、淡褐黄色或暗绿黄色，稀淡褐色。叶条形，排成两列，通常直，长1.1~2.5cm，宽2.5~3.5mm，先端凸尖，基部近圆形，上面绿色，无隆起的中脉，下面淡绿色，气孔带常与中脉带等宽，绿色边带与气孔带等宽或稍宽。花单性，雌雄异株，雄球花单生于叶腋，圆柱状，长约8mm，基部的苞片有明显的背脊，雄蕊多数，4~8轮，每轮4枚，各有4个花药，药隔先端宽圆有缺齿；雌球花成对着生于叶腋，只1花发育，基部有成对交互对生的苞片。种子核果状，椭圆形、卵圆形、倒卵圆形或长椭圆形，长2~4.5cm，直径1.5~2.5cm，熟时假种皮淡紫褐色，有白粉，顶端微凸，基部具宿存苞片，胚乳微皱；初生叶三角状鳞形。花期4月，种子翌年10月成熟。

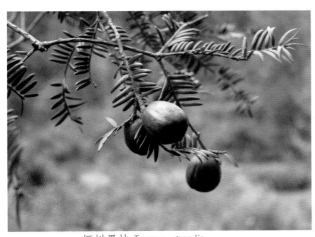

榧树果枝 *Torreya grandis*

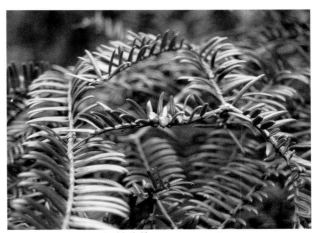

榧树花枝 *Torreya grandis*

⊙【生境分布】

生于向阳凉爽山坡、旷地、路旁。分布于安徽、江苏、浙江、江西、福建、湖南及贵州等省。

⊙【采收加工】

秋分过后，采摘种子，堆放使其假种皮自然烂去，再擦洗干净，晒干。

⊙【药材性状】

榧子椭圆形或长卵圆形，长2～4cm，径1.5～2.5cm。外表面黄棕色至深棕色，微具纵棱，一端钝圆，有一椭圆种脐，色稍淡，较平滑，另端略尖。种皮坚而脆，破开后可见种仁1枚，卵圆形，外胚乳膜质，灰褐色，极皱缩，内胚乳肥大，黄白色，质坚实，富油性。气弱，味微甜带涩。炒熟后具香气。

⊙【炮制及饮片】

去壳取仁。用时捣碎。

⊙【性味功能】

味甘，性平。有杀虫消积，润燥的功能。

⊙【主治用法】

用于虫积腹痛，小儿疳积，燥咳，便秘，痔疮等症。用量15～30g。

榧子药材 *Torreya grandis*

榧子饮片 *Torreya grandis*

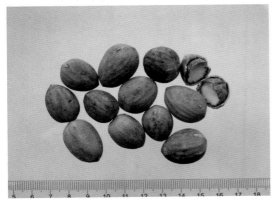

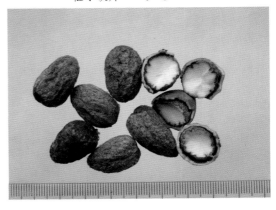

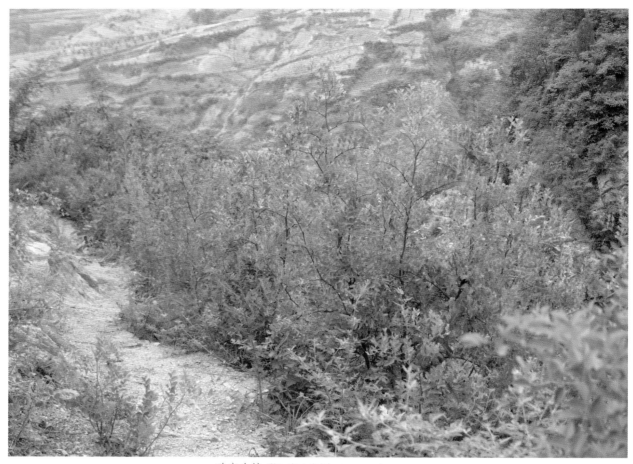

酸枣生境 *Zizyphus jujuba* var. *spinosa*

酸枣仁

酸枣仁 Suanzaoren

⊙【来源】

酸枣仁为鼠李科(Rhamnaceae)植物酸枣的干燥成熟种子。

⊙【原植物】

酸枣 *Zizyphus jujuba* Mill. var. *spinosa* (Bge.) Hu ex H. F. Chow. 别名：山枣，刺酸枣。

落叶灌木或小乔木，高1~3m。树皮灰褐色，有纵裂；幼枝绿色，枝上有直和弯曲的刺。单叶互生，叶柄短，托叶针状；叶椭圆形或卵状披针形，长2~4cm，宽0.6~2cm，先端钝，基部圆形，稍偏斜，边缘具细齿形，两面无毛，3条脉出自叶片基部。花小，2~3朵簇生于叶腋；花梗短，萼片5，卵状三角形；花瓣5，黄绿色，与萼片互生；雄蕊5，与花瓣对生，稍长于花瓣；花盘10浅裂；子房椭圆形，埋于花盘中，柱状2裂。核果近球形或广卵形，长10~15mm，熟时暗红褐色，果皮薄，有酸味。花期6~7月。果期9~10月。

⊙【生境分布】

生长于向阳干燥山坡、山谷、丘陵等地。分布于辽宁、内蒙古、河北、河南、山东、山西、陕西、甘

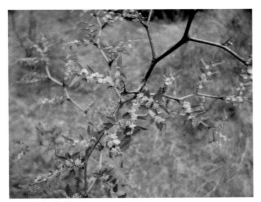

酸枣花枝 Zizyphus jujuba var. spinosa

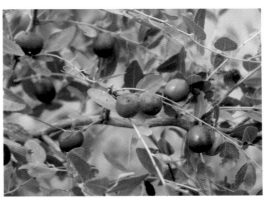

酸枣果枝 Zizyphus jujuba var. spinosa

肃、安徽、江苏等省区。

⊙【采收加工】

秋末冬初采收成熟果实，除去果肉及核壳，收集种子，晒干。

⊙【药材性状】

种子扁圆形或扁椭圆形，长5～9mm，宽5～7mm，厚约3mm。紫红色或紫褐色，平滑有光泽，有的有裂纹。一面较平坦，中间有1条隆起的纵线纹；另一面稍凸起。一端凹陷，可见线形种脐；另端有细小凸起的合点。种皮较脆，胚乳白色，子叶2，浅黄色，富油性。气微，味淡。

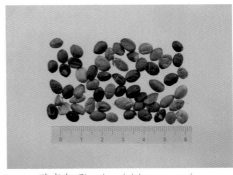

酸枣仁 Zizyphus jujuba var. spinosa

⊙【炮制及饮片】

酸枣仁　除去残留核壳。用时捣碎。

炒酸枣仁　取净酸枣仁，置热锅中，用文火炒至鼓起，色微变深时，取出，放凉。用时捣碎。

⊙【性味功能】

味甘、酸，性平。有补肝，宁心，安神，敛汗，生津的功能。

⊙【主治用法】

用于虚烦不眠，惊悸多梦，体虚多汗，津伤口渴。用量9～15g，水煎服。

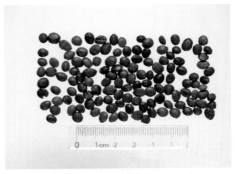

炒酸枣仁 Zizyphus jujuba var. spinosa

 混 伪 品

鼠李科植物滇刺枣 Zizyphus mauritiana Lam.的种子被充当酸枣仁使用。滇刺枣与酸枣主要区别：幼枝及叶背面有毛；核果熟时黑色。

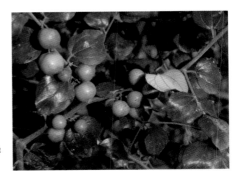

滇刺枣果枝 Zizyphus mauritiana

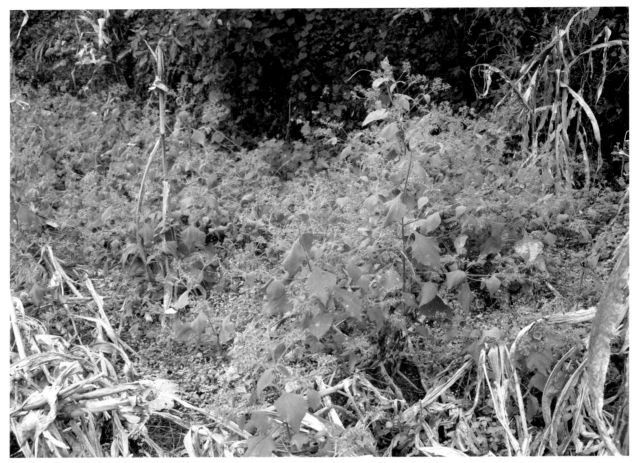

腺梗豨莶生境 *Siegesbeckia pubescens*

豨莶草

豨莶草 Xixiancao

⊙【来源】

豨莶草为菊科(Compositae)植物豨莶、腺梗豨莶和毛梗豨莶的干燥全草。

⊙【原植物】

1. 豨莶 *Siegesbeckia orientalis* L. 别名：肥猪菜，东方豨莶。

一年生草本，高30~100 cm，被白色柔毛。茎直立，方形，常带紫色，枝上部密生短柔毛。叶对生，茎中部叶三角状卵形或卵状披针形，长4~10cm，宽1.8~6.5cm，两面被毛，下面有腺点，边缘有不规则的锯齿，顶端渐尖，基部浅裂，并下延成翅柄，头状花序多数排成圆锥状；总苞片条状匙形，2层，背面被紫褐色头状有柄腺毛；总花梗不分枝，顶端一枝梗最短，被紫褐色头状有柄腺毛；舌状花黄色，雌性，稍短，长达2.5mm；管状花两性。瘦果稍膨胀而常弯曲，长3~3.5mm；无冠毛。花期5~7月，果期7~9月。

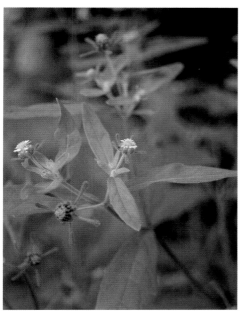

稀莶花枝 Siegesbeckia orientalis

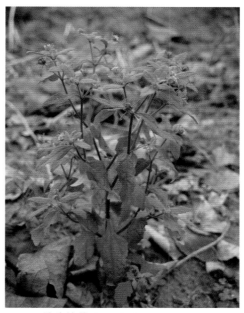

稀莶植株 Siegesbeckia orientalis

2. 腺梗稀莶 Siegesbeckia pubescens Makino 别名：粘不扎，毛稀莶，珠草。

一年生草本。株高 40 ~ 100cm。茎直立，上部二歧分枝，被开展的灰白色长柔毛和糙毛。基部叶卵状披针形，花期枯萎；中部叶卵形或棱状卵形，长 3 ~ 12cm，宽 3 ~ 8cm，先端渐尖，基部宽楔形，下延成具翅而长 1 ~ 3cm 的柄，边缘有不规则的粗齿，上面深绿色，下面淡绿色，基出 3 脉，侧脉和网脉明显，两面被平伏的短柔毛，沿脉有长柔毛。头状花序，直径 1.5 ~ 1.8cm，花序梗长 3 ~ 5mm，密被紫褐色头状具柄腺毛和长柔毛。总苞宽钟状，总苞片密被紫褐色头状具柄腺毛；外层 5 片，线状匙形，长 7 ~ 12mm；内层卵状长圆形，长 3.5mm。舌状花黄色，舌片先端 3 齿裂；管状花黄色。瘦果，倒卵形，长 2.5 ~ 3.5mm。花、果期 8 ~ 9 月。

3. 毛梗稀莶 Siegesbeckia glabrescens Makino 别名：少毛稀莶。

一年生草本，较瘦弱，高约 50cm。茎直立，方形，带紫色，茎上部分枝非二歧状，疏生平伏短柔毛。叶对生，细圆形，有时三角状卵形，两面有毛，边缘有规则的锯齿；具柄。头状花序多数，排成圆锥状，花序梗被稀平伏短柔毛；总苞片条状匙形；舌状花黄色，雌性，长约 2mm；管状花两性。瘦果稍膨胀而弯曲，长约 2mm。花期 8 ~ 10 月。果期 10 ~ 11 月。

以上 3 种植物的检索表如下：

1. 茎较瘦弱，高 80cm 以下。茎上部分枝非二歧状，疏生平伏短柔毛。边缘有规则的锯齿；花序梗无有柄腺毛⋯⋯⋯⋯⋯⋯⋯⋯⋯⋯⋯⋯⋯⋯⋯⋯毛梗稀莶 Siegesbeckia glabrescens

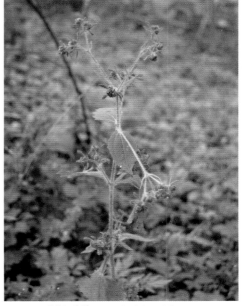

毛梗稀莶 Siegesbeckia glabrescens

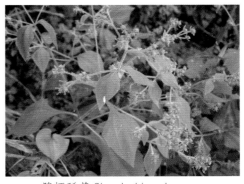

腺梗稀莶 Siegesbeckia pubescens

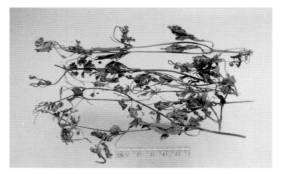

稀莶草药材(稀莶 Siegesbeckia orientalis)

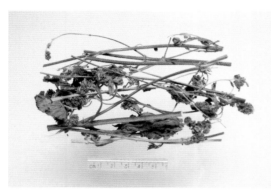

稀莶草药材(腺梗稀莶 Siegesbeckia pubescens)

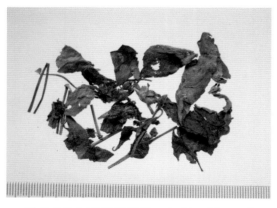

稀莶草饮片(毛梗稀莶 Siegesbeckia glabrescens)

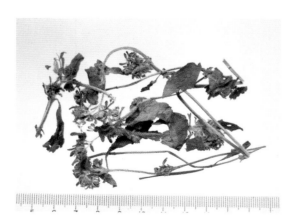

稀莶草饮片(毛梗稀莶 Siegesbeckia glabrescens)

1. 茎较粗壮，高达100cm

2. 茎上部分枝二歧状，边缘有不规则的锯齿；花序梗无或有极少有柄腺毛·················· 稀莶 Siegesbeckia orientalis

2. 茎上部分枝叉状，边缘有规则的锯齿；花序梗密被褐色头状具柄腺毛··············腺梗稀莶 Siegesbeckia pubescens

⊙【生境分布】

稀莶生于山坡、路边、林缘、分布于秦岭和长江流域以南各省区。

腺梗稀莶生于山坡或路旁草地，分布于东北、华北、华东及湖南、湖北、广东、广西、贵州、云南、四川等省区。

毛梗稀莶生于山坡、路边，分布于长江以南及西南各省区。

⊙【采收加工】

夏、秋二季花开前及花期均可采割，除去杂质，晒干。

⊙【药材性状】

稀莶草茎方柱形，略具4棱，侧面下陷成纵沟，枝上部密生短柔毛，分枝对生，表面灰绿色、黄绿色、灰棕色或紫棕色；节明显，略膨大，质轻而脆，断面黄白色，髓部宽广，中空。叶对生，多碎而不完整，灰绿色，具翅柄；两面被毛，下面有腺点，边缘有不规则锯齿，纸质而脆。茎顶或叶腋有时可见黄色的头状花序，总苞片条状匙形，背面具头状有柄腺毛。气微，味微苦。

⊙【炮制及饮片】

稀莶草 除去杂质，洗净，稍润，切段，干燥。

酒稀莶草 取净稀莶草段，加酒拌匀，置适宜的容器内，加热蒸透，取出，干燥。每100kg稀莶草，用黄酒20kg。

⊙【性味功能】

味苦，性寒，有小毒。祛风湿，利关节，解毒的功能。

⊙【主治用法】

用于风湿关节痛，腰膝无力，四肢麻木，半身不遂，神经衰弱，疮疖肿毒等症。用量9~12g。外用适量。

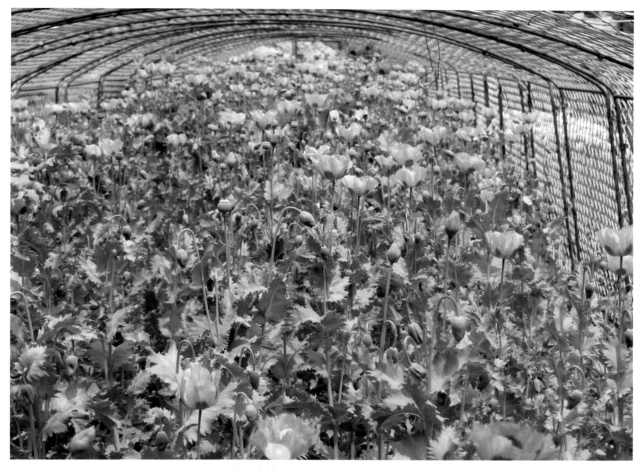

罂粟种植园 *Papaver somniferum*

罂粟壳

罂粟壳　Ying suqiao

⊙【来源】

罂粟壳为罂粟科(Papaveraceae)植物罂粟的干燥成熟果壳。

⊙【原植物】

罂粟 *Papaver somniferum* L. 别名：米壳，罂子粟。

一年生或二年生草本，高60～150cm，全株被白粉，有白色乳汁。茎直立，少分枝。叶互生，下部叶有短柄，上部叶无柄，抱茎；叶长卵圆形或长圆形，长6～30cm，宽4～20cm，先端急尖，基部圆形或近心形，边缘多缺刻状浅裂，有钝锯齿，两面有白粉呈灰绿色。花顶生，单一，白色、粉白色、红色或紫红色，有长梗，花茎长12～14cm，花蕾下垂；萼片2，长椭圆形，粉绿色；花瓣4或为重瓣，圆形或阔卵形，长约7cm，宽约8cm；雄蕊多数，着生于子房周围，花丝细长，花药线形；子房长方卵圆形，1室，胚珠多数，

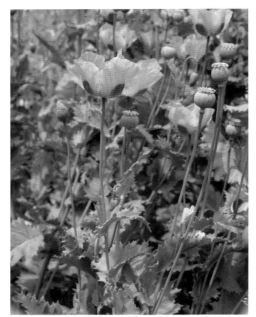

罂粟花枝 Papaver somniferum

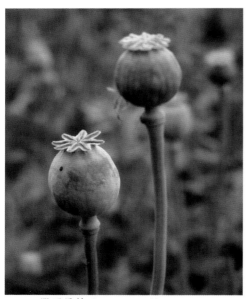

罂粟果枝 Papaver somniferum

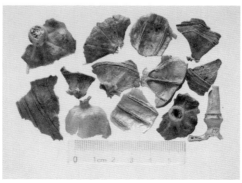

罂粟壳 Papaver somniferum

着生于侧膜胎座上，无花柱，柱头7～15，放射状排列成扁盘状。蒴果卵圆形或长椭圆形，长4～7cm，直径3～6cm，熟时黄褐色或淡褐色，孔裂。种子多数，肾形，灰褐色，有网纹。花期4～6月。果期6～8月。

⊙ 【生境分布】

栽培于田圃或庭园间。由国家指定农场有限量限地栽培。

⊙ 【采收加工】

秋季将已割取浆汁后的成熟果实摘下，破开，除去种子及枝梗，干燥。

⊙ 【药材性状】

罂粟壳椭圆形或卵圆形，多破碎成片状，长4～6cm，直径2～4cm，基部缢缩呈壶状。黄褐色或棕褐色，有纵向或横向割痕。顶端有柱头7～15个，辐射状排列呈盘状，基部或有残存果柄，果皮硬脆，横切面有7～15个胎座，上有点状突起为种子脱落残迹。气香，味微苦。

⊙ 【炮制及饮片】

罂粟壳 除去杂质，捣碎或洗净，润透，切丝。

醋罂粟壳 取净罂粟壳丝，加醋拌匀，闷透，置锅内，炒干，取出，放凉。每100kg净罂粟壳，用醋20kg。

蜜罂粟壳 将炼蜜加适量沸水稀释后，加入净罂粟壳丝拌匀，闷透，置锅内，用文火炒至放凉后不粘手时，取出，放凉。每100kg净罂粟壳，用炼蜜25kg。

⊙ 【性味功能】

味酸、涩，性微寒。有毒。有敛肺止咳，涩肠止泻，止痛的功能。

⊙ 【主治用法】

用于久咳不止，久泻久痢，脱肛，肢体、胸腹诸痛，便血，遗精滑泄等。用量3～9g。水煎服。止咳宜蜜炙；止泻、止痛宜醋炒。本品有毒，不宜过量及持续服用。

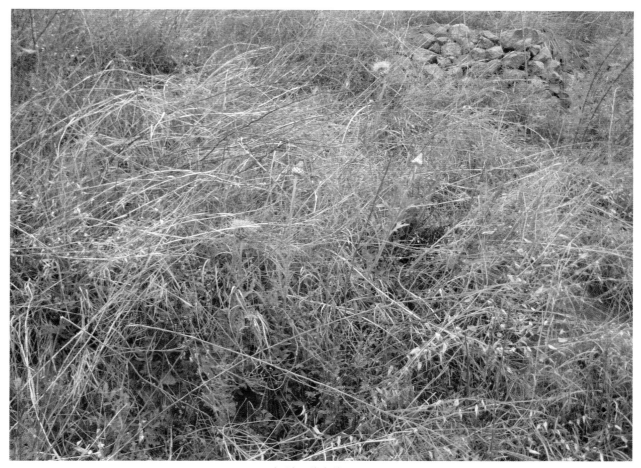

祁州漏芦生境 *Rhaponticum uniflorum*

漏芦

漏芦 Loulu

⊙【来源】

漏芦为菊科(Compositae)植物祁州漏芦的根。

⊙【原植物】

祁州漏芦 *Rhaponticum uniflorum* (L.) DC.

多年生草本，全株密生白色绵毛。根肉质，圆锥形，直径1~2.5cm，根端有数芽，或有根生叶的残基而密生白色茸毛。茎直立，单一。叶互生，叶柄长；叶羽状深裂，裂片6~8对，长椭圆形或披针形，边缘有不规则的线裂，两面均有白色茸毛；茎上部稀少。头状花序单生于茎顶，直径约5cm；总苞片宽钟状，多层，有干膜质附片，最内层附片披针形，外层附片卵形或宽倒卵形，掌状分裂。花全为管状花，淡紫色，长约2.5cm，花冠管长，先端5裂，裂片线形；雄蕊5，聚药；花柱上部稍肥厚，先端2浅裂。瘦果倒卵形，4棱，冠毛多列，不等长，淡褐色，有光泽。花期5~7月。果期6~8月。

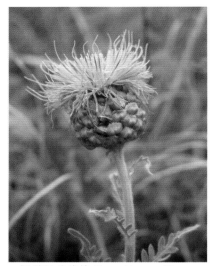

祁州漏芦花枝 *Rhaponticum uniflorum*

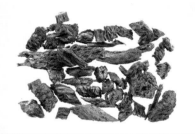

漏芦饮片 *Rhaponticum uniflorum*

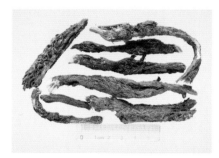

◀漏芦药材 *Rhaponticum uniflorum*

⊙【生境分布】

　　生于丘陵地、山坡干燥地。分布于东北及河北、蒙古、陕西、甘肃、山东等省区。

⊙【采收加工】

　　春、秋季采挖，除去泥土、须根，晒干。一般以秋季挖取者较粗大而质量好。

⊙【药材性状】

　　漏芦根倒圆锥状圆柱形，稍扭曲或扁压，不分枝，完整根长 10 ～ 30cm，直径 1 ～ 2.5cm。深棕色或黑棕色，粗糙，有纵沟纹及网状裂隙，外皮常有剥裂。根头部膨大，有茎基及鳞片状叶基，顶端有灰白色绒毛。质轻脆，易折断，折断时皮部与木部脱离，皮部色深，木部黄白色，放射状，射线多破裂，木部中央星状裂隙，深棕色。气特异，味微苦。

⊙【炮制及饮片】

　　除去杂质，洗净，润透，切厚片，晒干。

⊙【性味功能】

　　味咸、苦，性寒。有清热解毒，排脓通乳的功能。

⊙【主治用法】

　　用于乳房肿痛，乳汁不通，痈疽，疮疡，热毒血痢，痔疮出血等。用量 4.5 ～ 9g。鲜品 30 ～ 60g。水煎服，或入丸散。外用适量，水煎洗或研末调敷。孕妇慎用。

混 伪 品

　　菊科植物蓝刺头 *Echinops latifolius* 及华东蓝刺头 *Echinops grifisii* 曾与祁州漏芦同为中药漏芦的基源植物。参见"禹州漏芦"项。

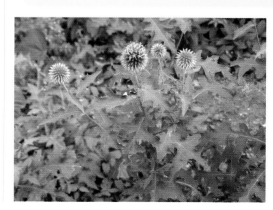

蓝刺头 *Echinops latifolius*

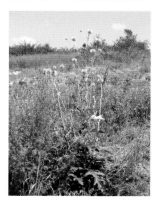

华东蓝刺头 *Echinops grifisii*

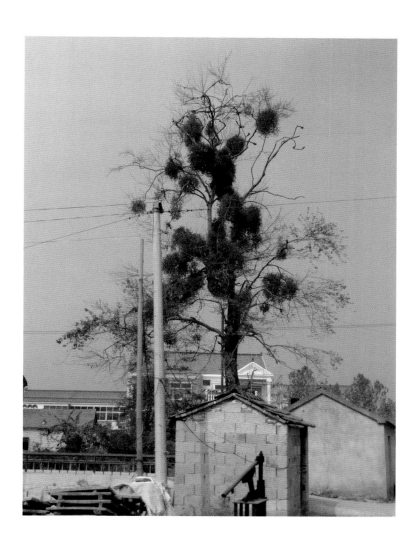

槲寄生生境 *Viscum coloratum*

槲寄生

槲寄生　Hujisheng

槲寄生为桑寄生科(Loranthaceae)植物槲寄生的茎叶。

槲寄生 *Viscum coloratum* (Kom.) Nakai. 别名：冬青，桑寄生。

灌木，高0.3~0.8m；茎、枝均圆柱形，二歧或三歧、稀多歧分枝，节稍膨大，小枝的节间长5~10cm，粗3~5mm，干后具不规则皱纹。叶对生，稀3枚轮生，厚革质或革质，长椭圆形至椭圆状披针形，长3~7cm，宽0.7~1.5(~2)cm，顶端圆形或圆钝，基部渐狭；基出脉3~5条；叶柄短。雌雄异株；花序顶生或腋生于茎叉状分枝处；雄花序聚伞状，总花梗几无或长达5mm，总苞舟形，长5~7mm，通常具花3朵，中央的花具2枚苞片或无；雄花：花蕾时卵球形，长3~4mm，萼片4枚，卵形；花药椭圆形，长2.5~3mm。雌花序聚伞式穗状，总花梗长2~3mm或几无，具花3~5朵，顶生的花具2枚苞片或无，交叉对生的花各具1枚苞片；苞片阔三角形，长约1.5mm，初具细缘毛，稍后变全缘；雌花：花蕾时长卵球形，长2mm，花托卵球形，萼片4枚，三角形，长约1mm；柱头乳头状。果球形，直径6~8mm，具宿存花柱，成熟时淡黄色或

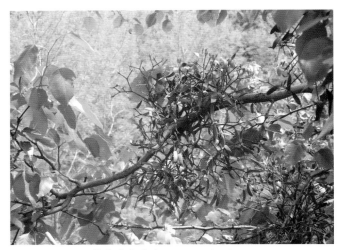

槲寄生与寄主 *Viscum coloratum*

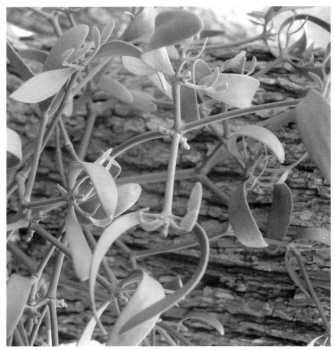

槲寄生植株 *Viscum coloratum*

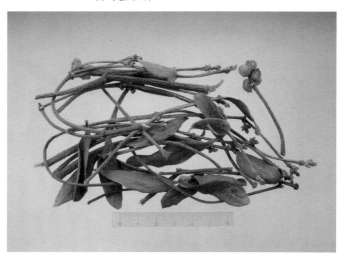

槲寄生药材 *Viscum coloratum*

橙红色，果皮平滑。花期4~5月，果期9~11月。

⊙【生境分布】

寄生于多种树上。分布东北及河北、内蒙古、陕西、江苏、湖北、湖南、四川等省区。

⊙【采收加工】

冬季采收。用刀割下，除去粗枝，阴干或晒干；也可用沸水捞过后再晒干。

⊙【药材性状】

槲寄生茎圆柱形，长约30cm，直径0.3~1cm，节部膨大，粗为1.5cm，有紫黑色环纹，常2~5叉状分枝，易由节处断落，节间长2~9cm，黄绿色、黄棕色或金黄色，有不规则纵斜皱纹；叶对生于枝梢，易脱落，无柄，叶长椭圆状披针形，长2~17cm，宽0.5~1.5cm，先端钝圆，基部楔形，全缘，黄绿色至金黄色，多横皱纹，主脉5出，中间3条明显，革质，浆果有时存在，球形，皱缩。体轻，质脆，易折断，断面不平坦，皮部黄色，较疏松，形成环层明显，木部色较浅，有放射状纹理、射线类近色，髓小，粗茎的髓往往偏向一边，无臭，叶微苦，嚼之有粘性。

⊙【炮制及饮片】

除去杂质，略洗，润透，切厚片，干燥。

⊙【性味功能】

味甘、苦，性平。有补肝肾，强筋骨，祛风湿，滋阴养血的功能。

⊙【主治用法】

用于风湿关节痛，腰背酸痛，原发性高血压，胎动不安等。用量20~30g，水煎服。外用适量。

混 伪 品

槲寄生传统上与桑寄生科植物桑寄生 *Taxillus chinensis* 同为中药桑寄生的基源植物。参见"桑寄生"项。

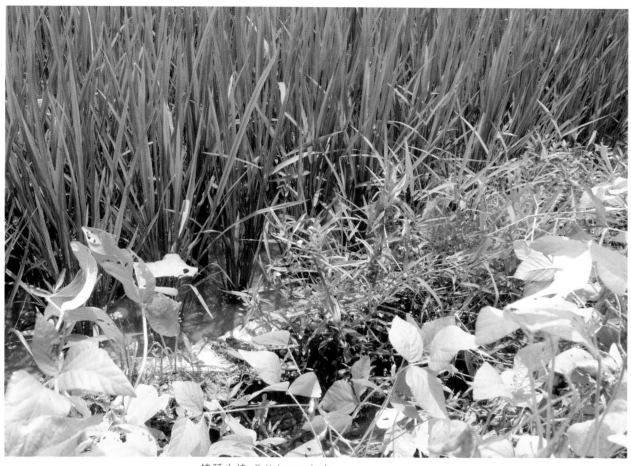

鳢肠生境 *Eclipta prostrata*

墨旱莲

墨旱莲 Mohanlian

◉【来源】

墨旱莲为菊科(Compositae)植物鳢肠的干燥地上部分。

◉【原植物】

鳢肠 *Eclipta prostrata* L. 别名：旱莲草，墨旱莲。

一年生草本，高达60cm，全株被白色毛。茎上部直立，下部倾卧，节上易生根。叶对生，几无柄，披针形或条状披针形，长3～10cm，宽0.5～2.5cm，基部楔形，全缘或有细锯齿，两面被白毛。茎叶折断后，即变蓝黑色。头状花序腋生或顶生，有梗；总苞2层，苞片5～6枚，绿色；花杂性，外围为舌状花2层，白色，雌性，多数发育；中央为管状花，黄绿色，两性，全育。管状花的瘦果较短粗，三棱形，舌状花的瘦果扁四棱形，黄黑色，表面有瘤状突起。花期7～9月。果期9～10月。

◉【生境分布】

生于路旁、湿地、田间。分布于全国大部分地区。

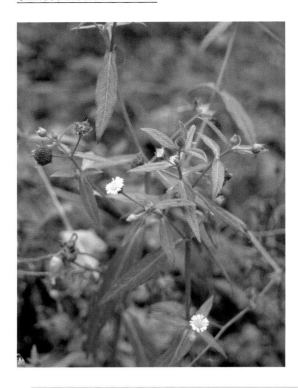

鳢肠花枝 *Eclipta prostrata*

⊙【采收加工】

夏、秋季枝叶生长茂盛时割取全草，洗净晒干或鲜用。

⊙【药材性状】

墨旱莲全体被白色茸毛。茎圆柱形，有纵棱及分枝，长10～60cm，直径2～7mm；绿褐色或棕紫色，质脆，易折断，中央有白色髓或中空。叶对生，常皱缩卷曲或破碎，墨绿色。花梗细长，花冠多脱落。瘦果扁，椭圆形，棕色或浅褐色。气微，味微咸涩。

⊙【炮制及饮片】

除去杂质，略洗，切段，晒干。

⊙【性味功能】

味甘、酸，性微寒。有补益肝肾，凉血止血的功能。

⊙【主治用法】

用于肝肾阴亏，头晕目眩，鼻衄，吐血，咯血，牙龈出血，尿血，血痢，便血，崩漏，须发早白，腰膝酸软，外伤出血，阴部湿痒。用量6～12g。外用鲜品适量，研末撒，煎水洗或鲜品捣烂敷患处。

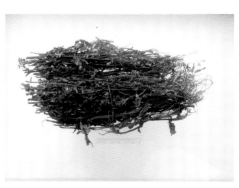

墨旱莲药材 *Eclipta prostrata*

墨旱莲饮片 *Eclipta prostrata*

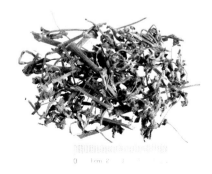

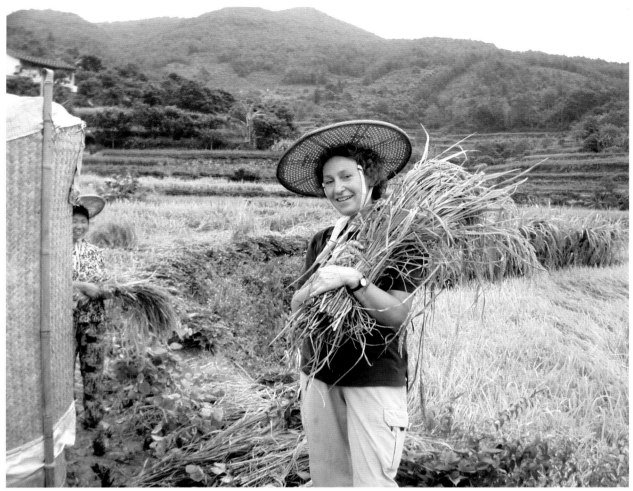

Christine Loen(顾问)收割水稻 Oryza sativa

稻芽

稻芽 Daoya

⊙【来源】

稻芽为禾本科(Gramineae)植物稻的成熟果实经发芽干燥而得。

⊙【原植物】

稻 *Oryza sativa* L.

一年生栽培谷物。秆直立，丛生，高约1m。叶鞘无毛，下部叶鞘长于节间；叶舌膜质较硬，披针形，2深裂，长8~25mm；叶片长30~60cm，宽6~15mm。圆锥花序，松散，成熟时下垂；小穗长圆形，两侧压扁，长6~8mm；颖极退化，二退化外稃锥刺形，作颖片状，长2~3mm；能育外稃硬纸质，具5脉，二边脉极接近边缘，遍生细毛或无毛，具芒，芒长达7cm或无芒；内稃3脉，为外稃二边脉所抱，被细毛；具1朵两性花，鳞被2，雄蕊6，花柱2，柱头帚刷状。颖果，长椭圆形。花期8月，收割期10月。

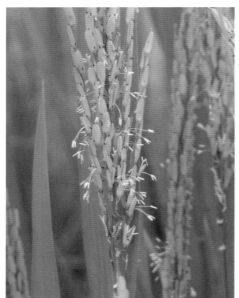

稻的花穗 *Oryza sativa*

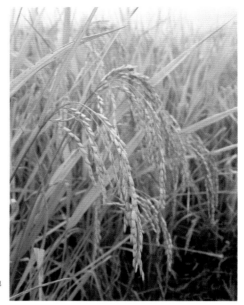

稻的果穗 *Oryza sativa*

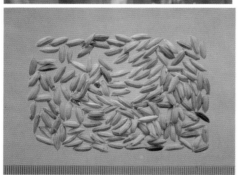

稻芽 *Oryza sativa*

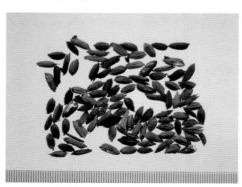

炒稻芽 *Oryza sativa*

焦稻芽 *Oryza sativa*

⊙【生境分布】

栽培于水田或旱田中。南方各地均有栽培。

⊙【采收加工】

将稻谷用水浸泡后，保持适宜的温、湿度，待须根长至约1cm时，干燥。

⊙【药材性状】

稻芽扁长椭圆形，两端略尖，长7～9mm，直径约3mm。外稃黄色，有白色细茸毛，具5脉。一端有2枚对称的白色条形浆片，长2～3mm，于一个浆片内侧伸出弯曲的须根1～3条，长0.5～1.2cm。质硬，断面白色，粉性。无臭，味淡。

⊙【炮制及饮片】

稻芽　除去杂质。

炒稻芽　取净稻芽，置热锅中，用文火炒至深黄色时，取出，放凉。

焦稻芽　取净稻芽，用中火炒至焦黄色，取出，放凉。

⊙【性味功能】

味甘，性温。有健脾开胃，和中消食的功能。

⊙【主治用法】

用于食积胀满，消化不良，食欲不佳等。用量9～15g。

橘核

橘核 Juhe

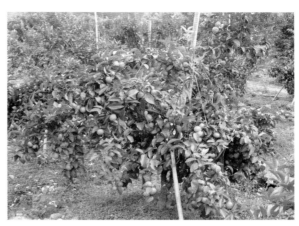

橘 *Citrus reticulata*

⊙【来源】

橘核为芸香科(Rutaceae)植物橘及其栽培变种的干燥成熟种子。栽培变种主要有茶枝柑 *Citrus reticulata* 'Chachi'（广陈皮）、大红袍 *Citrus reticulata* 'Dahongpao'、温州蜜柑 *Citrus reticulata* 'Unshiu'、福橘 *Citrus reticulata* 'Tangerina'。

⊙【原植物】

橘 *Citrus reticulata* Blanco 参见"陈皮"项。

⊙【生境分布】

参见"陈皮"项。

⊙【采收加工】

食橘时或食品罐头厂，收集其种子，洗净，晒干。

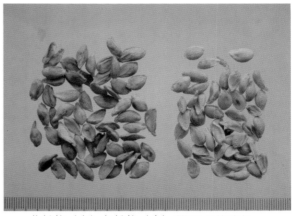

盐橘核（左）与橘核（右）*Citrus reticulata*

⊙【药材性状】

卵形或卵圆形，长0.8~1.2cm，直径0.4~0.6cm，淡黄白色或灰白色，光滑，一侧有种脊棱线，一端钝圆，另端渐尖成小柄状。外种皮薄而韧，内种皮薄，淡棕色，子叶2，黄绿色，有油性。气微，味苦。

⊙【炮制及饮片】

橘核：除去杂质，洗净，干燥。用时捣碎。

盐橘核：取净橘核，加盐水拌匀，闷透，置锅内，以文火加热，炒干，取出，放凉。一般每100kg净橘核，用食盐2kg。用时捣碎。

⊙【性味功能】

味苦，性平。有理气散结，止痛的功能。

⊙【主治用法】

用于小腹疝气，睾丸肿痛，乳痈肿痛，腰痛。用量3~9g。

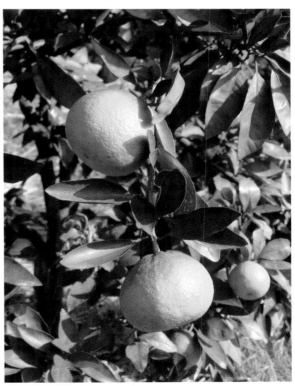

橘的果枝 *Citrus reticulata*

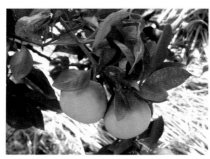

橘的果枝 *Citrus reticulata*

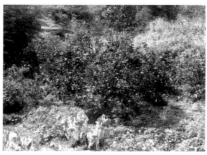

橘的种植园 *Citrus reticulata*

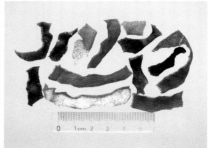

橘红 *Citrus reticulata*

橘红

橘红 Juhong

⊙【来源】

橘红为芸香科(Rutaceae)植物橘及其栽培变种的外层果皮。栽培变种主要有茶枝柑 *Citrus reticulata* 'Chachi'（广陈皮）、大红袍 *Citrus reticulata* 'Dahongpao'、温州蜜柑 *Citrus reticulata* 'Unshiu'、福橘 *Citrus reticulata* 'Tangerina'。

⊙【原植物】

橘 *Citrus reticulata* Blanco 参见"陈皮"。

⊙【生境分布】

参见"陈皮"。

⊙【采收加工】

秋末冬初摘下成熟橘，削去红色外层皮，阴干或晒干。

⊙【药材性状】

为橙红色外层果皮，长条形或不规则薄片状，厚约0.2mm，边缘皱缩向内卷曲，表面黄棕色或橙红色，存放长久呈棕褐色，密布黄白色油室，内面黄白色或淡橙红色，密布透光小圆点。质脆碎，气香，味微苦而麻。

⊙【炮制及饮片】

除去杂质，切碎。

⊙【性味功能】

味辛、苦，性温。有散寒，燥湿，利气，消痰的功能。

⊙【主治用法】

用于风寒咳嗽，喉痒痰多，食积伤酒，呕恶痞闷。用量3~9g。水煎服。

鹤虱

鹤虱 Heshi

⊙【来源】

鹤虱为菊科(Compositae)植物天名精的果实。

⊙【原植物】

天明精 Carpesium abrotanoides L. 别名：野烟。

多年生草木，高30～100cm，有臭气。茎直立，上部多分枝。下部叶宽椭圆形，或矩圆形，顶端尖或钝，基部狭成具翅的叶柄，上面深绿色，被短柔毛，老时脱落，下面淡绿色，边缘有不规则锯齿或全缘；茎上部叶互生，无柄或近无柄，向上渐小，矩圆形。头状花序多数，生于叶腋内，近无梗，花时下垂；花黄色，瘦果条形，具细纵条，顶端有短喙。

⊙【生境分布】

生于山坡草丛、田野路旁。分布于全国大部分省区。

⊙【采收加工】

于10～11月采收，除去杂质后晒干。

⊙【药材性状】

鹤虱细圆柱形，稍扁，长3～4mm，直径不超过1mm，黄褐色至暗褐色，有多条纵棱线及凹沟，顶端收缩成线形短喙，先端扩展成软骨质的灰白色圆环，基部稍尖。

⊙【性味功能】

味苦、辛，性平；有小毒。有杀虫消积的功能。

⊙【主治用法】

用于绦虫病，蛔虫病，蛲虫病，小儿疳积，虫积腹痛等症。用量3～9g。

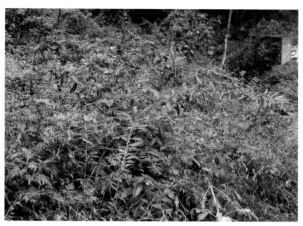

天明精生境 Carpesium abrotanoides

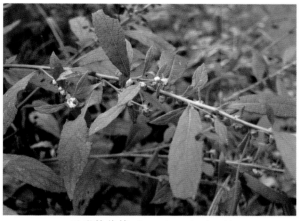

天明精花枝 Carpesium abrotanoides

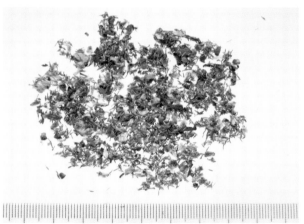

鹤虱 Carpesium abrotanoides

 混 伪 品

参见"南鹤虱"项。

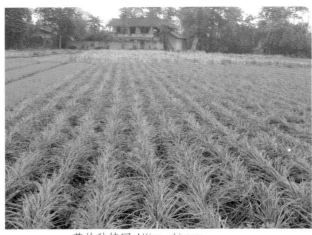

薤的种植园 Allium chinense

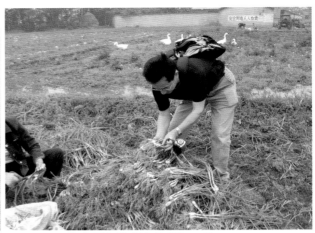

林余霖主编考察薤 Allium chinense

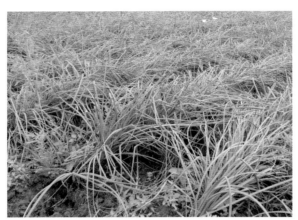

薤的植株 Allium chinense

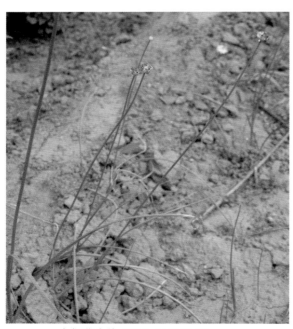

小根蒜生境 Allium macrostemon

薤白

薤白　Xiebai

⊙【来源】

薤白为百合科（Liliaceae）植物小根蒜和薤的鳞茎。

⊙【原植物】

1. 小根蒜　*Allium macrostemon* Bge. 别名：野葱，小蒜。

多年生草本，高30～60cm。鳞茎近球形，直径0.8～2cm，侧旁常附着1～3个小鳞茎，外包白色膜质鳞被，稍淡紫色。叶互生，窄条形，中空，长20～45cm，宽2～4mm，先端渐尖，茎部鞘状抱茎。花茎自叶丛中央抽出，直立，单一，圆柱形；伞形花序顶生，由多数小花集成球形，下有膜质苞片，卵形，顶端长尖喙状，花梗细长1～1.5cm，花序有时部分或全部变成珠芽，外被淡紫色鳞片。花淡粉红色或淡紫色，花被6，长圆状披针形；雄蕊6，长于花被；子房上位，球形。蒴果倒卵形，先端凹入。花期5～6月。果期6～7月。

2. 薤　*Allium chinense* G. Don. 别名：薤白头，荞头，野葱。

多年生草本，高30～50cm。鳞茎长卵形或卵形，长径2.5～4cm，粗1～2cm，数个聚生，外被淡紫红色或白色膜质鳞被，有多数须根。叶基生，2～5片，直立，具3～5棱的圆柱状，中空，长20～45cm，宽5～10mm，暗绿色，先端渐尖。花葶自基生叶丛中侧生，单一，圆柱形，光滑无毛，与叶等长或更长；顶生伞形花序，半球形，松散，有多数花，具苞片；花淡紫色或蓝紫色；花被6，宽椭圆形至近圆形；雄蕊6，长于花被；子房上位，球形。蒴果倒卵形，先端凹入。花期7～8月。果期8～9月。

⊙【生境分布】

小根蒜生于草丛中、田边、路旁。除新疆、青海外，分布于各省区。

薤生于山地较阴处，我国南部地区有栽培。

⊙【采收加工】

春、夏季采挖鳞茎，洗净泥土，除去残叶、须根，蒸透或在沸水中烫透，取出晒干。

⊙【药材性状】

1. 小根蒜 呈不规则卵圆形，高0.5～1.5cm，直径0.5～1.8cm。黄白色或淡黄棕色，皱缩，半透明，有类白色膜质鳞片包被，底部有突起的鳞茎盘。质硬，角质样。有蒜臭，味微辣。

2. 薤 呈略扁的长卵形，高1～3cm，直径0.3～1.2cm。淡黄棕色或棕褐色，具浅纵皱纹。质较软，断面可见鳞叶2～3层，嚼之粘牙。

⊙【性味功能】

味辛、苦，性温。有温中助阳，理气宽胸的功能。

⊙【主治用法】

用于胸胁刺痛，胸闷，心绞痛，咳嗽，慢性气管炎，慢性胃炎，痢疾等。用量5～10g。

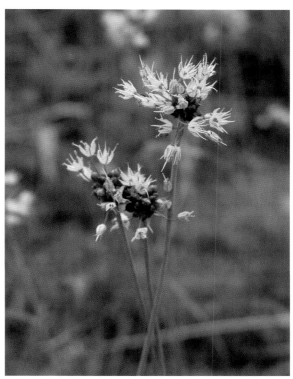

小根蒜花枝 *Allium macrostemon*

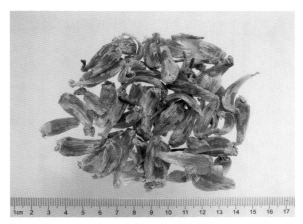

薤白（薤 *Allium chinense*）

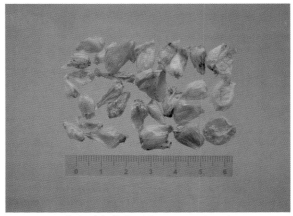

薤白（小根蒜 *Allium macrostemon*）

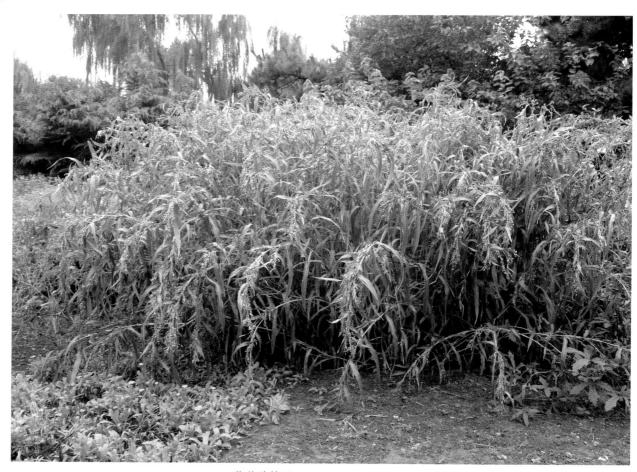

薏苡种植园 *Coix lacryma-jobi* var. *ma-yuen*

薏苡仁

薏苡仁 Yiyiren

⊙【来源】

薏苡仁为禾本科(Gramineae)植物薏苡的干燥成熟种仁。

⊙【原植物】

薏苡 *Coix lacryma-jobi* L. var. *ma-yuen* (Roman) Stapf 别名：药玉米。

一年生或多年生草本，高1.2～2m。秆直立，有节，节间中空，基部节上生根。叶互生，排成2纵列；叶鞘上部短于节间；叶鞘与叶片间有膜质状叶舌，质硬；叶长披针形，长达40cm，宽1.5～3cm，先端渐尖，基部阔心形，叶鞘抱茎，边缘粗糙，中脉粗大。总状花序由上部叶鞘内成束腋生；小穗单性；雌雄同株；雄小穗于花序上部覆瓦状排列，2～3小穗生于一节，有1～2小穗有柄，无柄小穗长6～7mm；雌小穗生于花序下部，包于念珠状总苞中，2～3小穗生于一节，仅1枚发育成熟。果实熟时，总苞坚硬而光滑，椭圆形或长椭圆形，质脆，易破碎，内有1颖果。花期7～8月。果期9～10月。

⊙【生境分布】

生于河边、溪流旁，或阴湿山谷，或栽培。分布于全国各地区，多为栽培。

⊙【采收加工】

秋季果实成熟时采割植株，晒干，打下果实，再晒干，除去外壳、黄褐色种皮及杂质，收集种仁。

⊙【药材性状】

薏苡仁为宽卵形或长椭圆形，长4～8mm，宽3～6mm。乳白色，光滑，偶有残存的黄褐色种皮。一端钝圆，另端较宽而微凹，有1淡棕色点状种脐。背面圆凸，腹面有1条较宽而深的纵沟。质坚实，断面白色，粉性。气微，味微甜。

⊙【炮制及饮片】

薏苡仁　除去杂质。

麸炒薏苡仁　取麸皮，撒在热锅中，加热至冒烟时，加入净薏苡仁，迅速翻动，炒至微黄色时，取出，筛去麸皮，放凉。

⊙【性味功能】

味甘、淡，性微寒。有健脾利湿，清热排脓的功能。

⊙【主治用法】

用于脾虚泄泻，水肿，脚气，湿痹拘挛，关节疼痛，小便不利，肺痿，肠痈，白带。用量10～30g。孕妇忌服。

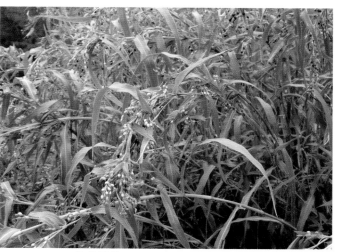

薏苡果枝 *Coix lacryma—jobi* var. *ma—yuen*

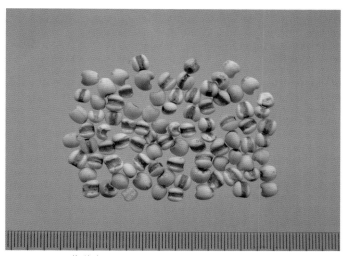

薏苡仁 *Coix lacryma—jobi* var. *ma—yuen*

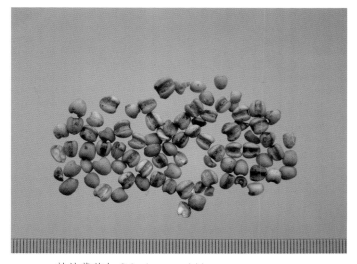

麸炒薏苡仁 *Coix lacryma—jobi* var. *ma—yuen*

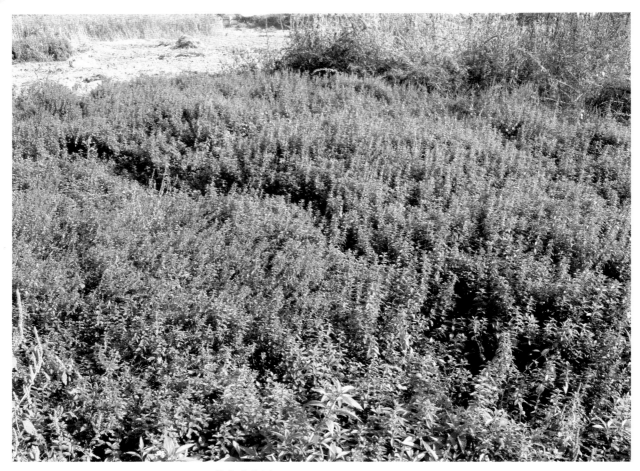

薄荷种植园 *Mentha haplocalyx*

薄荷

薄荷 Bohe

⊙ 【来源】

薄荷为唇形科(Labiatae)植物薄荷的干燥地上部分。

⊙ 【原植物】

薄荷 *Mentha haplocalyx* Briq. 别名：野薄荷。

多年生草本，高70～130cm。根茎匍匐状。茎直立，四棱形，有分枝，无毛或倒生柔毛。叶对生，叶柄长5～14mm；叶长圆状披针形、椭圆形或卵状披针形，长3～7cm，宽1.5～3cm，先端短尖或钝，基部楔形，边缘有细锯齿，两面均有柔毛和腺点，沿叶脉毛较密。轮伞花序腋生，花梗上有小苞片数枚，线状披针形，有缘毛；花萼管状，长2～3mm，外有柔毛及腺点，有10脉，萼齿5，狭三角形，边缘有纤毛；花冠淡紫色或白色，被微毛，4裂，上裂片较大，先端2裂，花冠喉部内有柔毛；雄蕊4，2强，伸出花冠外；子房4裂，花柱外伸，柱头2裂。小坚果长卵圆形，褐色或淡褐色，有小腺窝。花期7～10月。果期10～11月。

⊙【生境分布】

生于山坡草丛中、山谷、路旁阴湿处。分布于全国大部分地区，河南、安徽、江苏、江西有大面积栽培。

⊙【采收加工】

夏、秋二季茎叶茂盛或花开至三轮时，选晴天，分次采割，晒干或阴干。

⊙【药材性状】

薄荷茎四棱形，长60～90cm，直径0.2～0.8cm，紫棕色或淡绿色，棱角处有茸毛，节间长2～5cm，分枝对生；质脆，断面白色，髓部中空。叶对生，有短柄；叶片皱缩卷曲，完整者展平后长圆状披针形、椭圆形或卵状披针形，长2～7cm，宽1～3cm；两面均有柔毛及腺点。茎上部轮伞花序腋生，花萼钟状，先端5齿裂，花冠多存在，黄棕色。揉搓后有特殊清凉香气，味辛凉。

⊙【炮制及饮片】

除去杂质及老茎，略喷清水，稍润，切短段，及时低温干燥。

⊙【性味功能】

味辛，性凉。有疏散风热，清利咽喉，透疹的功能。

⊙【主治用法】

用于风热感冒，咽喉肿痛，头痛，目赤，口疮，皮肤瘙痒，风疹，麻疹，透发不畅等。用量3～6g。后下，不宜久煎。

薄荷花枝 Mentha haplocalyx

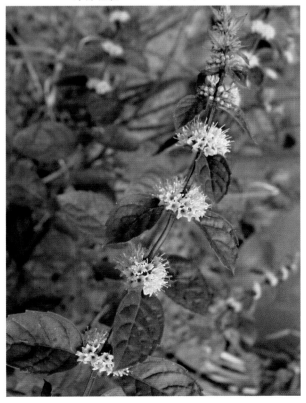

薄荷饮片 Mentha haplocalyx

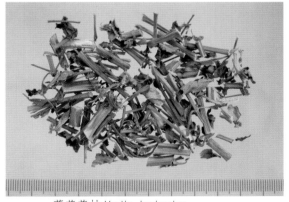

薄荷药材 Mentha haplocalyx

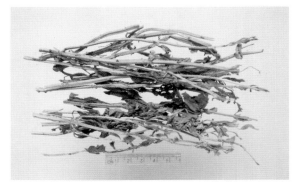

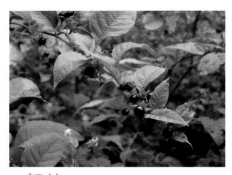

颠茄果枝 *Atropa belladonna*

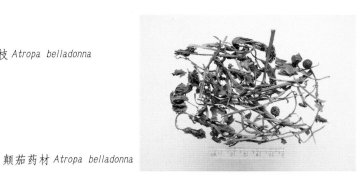

颠茄药材 *Atropa belladonna*

颠茄

颠茄　　Dianqie

⊙【来源】

颠茄为茄科（Solanaceae）植物颠茄的干燥全草。

⊙【原植物】

颠茄 *Atropa belladonna* L.

多年生草本，高 1 ~ 1.5m，根粗大。茎直立，上部多分枝，下部淡紫色，微有毛。叶在茎下部互生，茎上部叶大小两片连生，有短柄；叶片卵形或椭圆状卵形，长 5 ~ 22cm，宽 3.5 ~ 11cm，先端渐尖，全缘，脉上有白柔毛。花单生于叶腋，下垂，花梗长 2 ~ 3cm，生白色腺毛；花冠筒状钟形，淡紫褐色，长 2.5 ~ 3cm，5 浅裂；花萼钟状，5 深裂，三角形；雄蕊 5，较花冠稍短；子房 2 室，花柱伸出花冠外，柱头 2 浅裂，胚珠多数。浆果球形，具宿萼，成熟时紫黑色，有光泽，内含多数种子，扁肾形，有网纹。花期 6 ~ 8 月。果期 7 ~ 9 月。

⊙【生境分布】

种植于排水良好的砂质壤土。我国北京、山东烟台及浙江温州等地有栽培。

⊙【采收加工】

初花期至结果期均可采收，除去粗茎及泥沙，切段晒干。根于生长三年秋后挖取，洗净，切片，晒干。

⊙【药材性状】

颠茄根圆柱形，直径 0.5 ~ 1.5cm，浅灰棕色，有纵皱纹；细根易折断，老根木质，棕黄色，形成层环纹，明显，髓部白色。茎扁柱形中空，黄绿色或紫绿色，幼茎有毛。完整叶片卵状椭圆形，先端渐尖，基部渐狭，全缘。叶黄绿色，叶柄长。质薄脆；叶腋有花或幼果；浆果球形，绿色或棕色，内含多数扁肾形种子。气微，味微苦、辛。

⊙【炮制及饮片】

一般作制剂用。

⊙【性味功能】

味微苦、辛，气微。有解痉，镇痛的功能。用作抗胆碱药。

⊙【主治用法】

用于解痉，止痛、止分泌等。制剂有颠茄酊、颠茄流浸膏和颠茄浸膏。

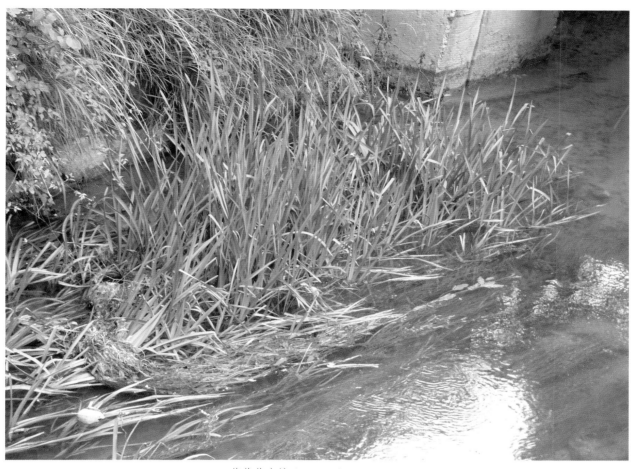

藏菖蒲生境 *Acorus calamus*

藏菖蒲

藏菖蒲 Zangchangpu

⊙【来源】

藏菖蒲为天南星科(Araceae)植物藏菖蒲的干燥根茎。

⊙【原植物】

藏菖蒲 *Acorus calamus* L. 别名：水菖蒲，臭蒲，大菖蒲。

多年生草本。植株高大，根茎横生，粗大，直径1~1.5cm，稍扁，分枝，肉质根多数，具毛发状须根，外皮棕褐色或黄白色，有浓烈香气。叶基生，基部两侧膜质，叶鞘宽4~5mm，向上渐狭；叶剑形，长90~150cm，中部宽10~30mm，中部以上渐狭，草质，绿色，光亮，中肋明显。花序柄三棱形，长15~50cm；叶状佛焰苞剑状线形；肉穗花序斜向上或近直立，狭锥状圆柱形，长4~9cm，直径6~12mm。花黄绿色，花被片长约2.5mm；花丝长2.5mm；子房长圆柱形。浆果长圆形，红色。花期4~9月。

⊙【生境分布】

生于沼泽、溪旁及水稻田边，分布于全国大部分省区。

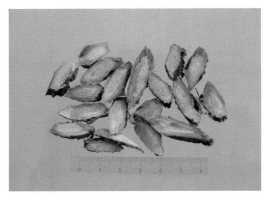

藏菖蒲饮片 Acorus calamus

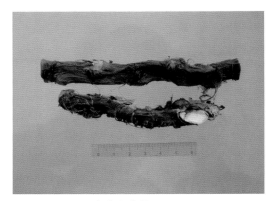

藏菖蒲药材 Acorus calamus

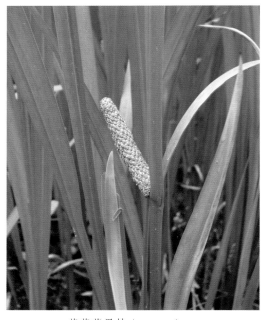

藏菖蒲果枝 Acorus calamus

⊙【采收加工】

秋季采挖根茎，除去茎叶及细根，洗净，晒干。

⊙【药材性状】

藏菖蒲扁圆柱形，略弯曲，长4～20cm，直径0.8～2cm。灰棕色至棕褐色，节间长0.5～1.5cm，具纵皱纹，一面密集圆点状根痕，叶痕呈斜三角形，左右交互排列，侧面茎基痕周围常残留有片状叶基和毛发状须根。质硬，断面淡棕色，内皮层环明显，有多数棕色油细胞小点。气浓烈而特异，味辛。

⊙【炮制及饮片】

除去杂质，切成片，晒干。

⊙【性味功能】

味苦、辛，性温。有温胃，消炎止痛的功能。

⊙【主治用法】

用于补胃阳，消化不良，食物积滞，白喉，炭疽等。用量3～6g。

 混 伪 品

同科植物石菖蒲 Acorus tatarinowii 常与藏菖蒲混淆，主要区别为：石菖蒲植株高小；叶剑形，无明显中肋。参见"石菖蒲"项。

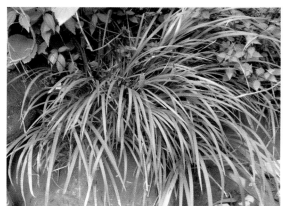

石菖蒲果枝 Acorus tatarinowii

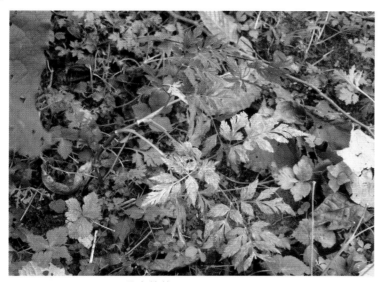
藁本植株 *Ligusticum sinense*

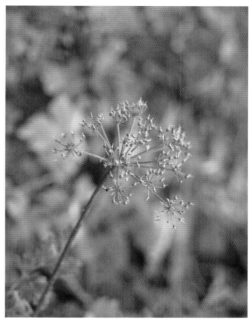
藁本幼果枝 *Ligusticum sinense*

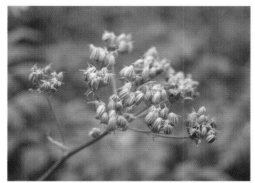
辽藁本果枝 *Ligusticum jeholense*

藁本

藁本　Gaoben

⊙【来源】

藁本为伞形科（Umbelliferae）植物藁本和辽藁本的干燥根茎及根。

⊙【原植物】

1. 藁本 *Ligusticum sinense* Oliv. 别名：西芎。

多年生草本，高达1m以上，根茎呈不规则团块状，有数条根茎。茎直立，圆柱形、中空、有纵沟纹。叶互生，叶柄长达20cm，基部扩展成鞘状，抱茎；叶长8~15cm，2~3回羽状复叶，1回裂片3~4对，最下1对小叶柄长1~3cm；2回裂片3~4对，无柄；末回裂片长约3cm，宽约2cm，先端渐尖，边缘齿状浅裂，脉上有短柔毛；茎上部叶近无柄，基部膨大成鞘抱茎。复伞形花序顶生或侧生，总苞片6~10，羽状细裂或线形，伞辐14~30，被糙毛；小伞形花序有小总苞片约10，线形或狭披针形。花小，无萼齿；花瓣5，白色，椭圆形或倒卵形；全缘或微凹；雄蕊5；花柱长，外曲。双悬果长卵圆形，分生果背棱突起，

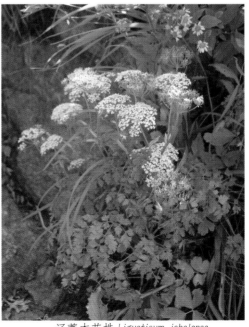
辽藁本花株 *Ligusticum jeholense*

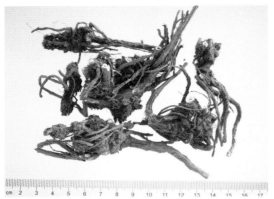

藁本药材（辽藁本 Ligusticum jeholense）

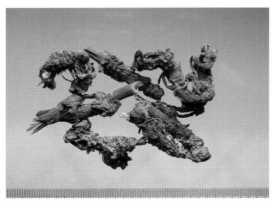

藁本药材（藁本 Ligusticum sinense）

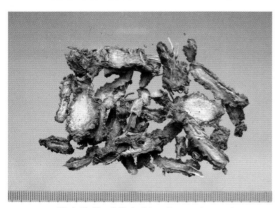

藁本饮片（藁本 Ligusticum sinense）

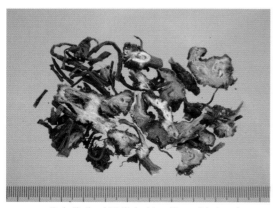

藁本饮片（辽藁本 Ligusticum jeholense）

侧棱有狭翅，棱槽中有油管3，合生面5。花期7～9月。果期9～10月。

2. 辽藁本 *Ligusticum jeholense* Nakai et Kitag. 别名：北藁本。

多年生草本，高20～80cm。根茎短。茎单生，有分枝，中空，有纵纹，带紫色。茎下部及中部叶有长柄，基部鞘状抱茎，2～3回三出羽状全裂，1回裂片4～6对，最下部1对有浅裂或牙齿，齿端有尖头；茎上部叶较小，叶柄鞘状，2回三出羽状全裂。复伞形花序顶生或侧生，总苞片2，线形；伞辐6～19；小伞形花序有花多数，小总苞片8～10，钻形；花白色；雄蕊5，花药黑紫色，花柱基隆起。双悬果椭圆形，背棱槽中有油管1，侧棱槽有油管1，少有2，合生面2～4。花期7～9。果期9～10月。

【生境分布】

藁本生于向阳山坡草丛中或湿润水滩边，分布于陕西、甘肃、河南、江西、湖北、湖南、广西、四川等省区。

辽藁本生于阴坡草丛中及山地林缘和多石山坡林下，分布于吉林、辽宁、山东及华北等地。

【采收加工】

春季苗前或秋季植物枯黄后采挖，除去地上部分及泥土，晒干或烘干。

【药材性状】

1. 藁本　根茎为不规则结节状圆柱形，稍扭曲，长3～10cm，直径1～2cm，黄棕色或暗棕色，有纵皱纹，栓皮易剥离，上端有茎基，下端有须根痕。体轻，质较硬，折断面淡黄色和黄白色，纤维性。气芳香，味苦辛，微麻。

2. 辽藁本　根茎为不规则圆柱状或团块，长2～10cm，直径0.5～1.5cm。棕褐色，上端丛生叶茎及节，下端有弯曲根，根及根茎均有须根痕。气芳香，味苦辛，微麻。

【炮制及饮片】

除去杂质，洗净，润透，切厚片，晒干。

【性味功能】

味辛，性温。有散风，祛寒，定痛，除湿的功能。

【主治用法】

用于风寒外感，巅顶头痛，寒湿腹痛泄泻；外用于疥癣等皮肤病。用量3～9g。外用适量，水煎洗患处或研末调敷。

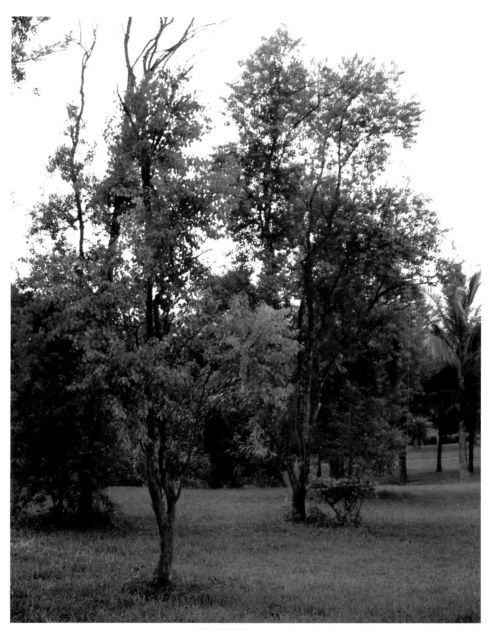

檀香生境 *Santalum album*

檀香

檀香 Tanxiang

⊙【来源】

檀香为檀香科（Santalaceae）植物檀香树干的心材。

⊙【原植物】

檀香 *Santalum album* L.

常绿乔木，高6～9m。树皮棕灰色，粗糙或有纵裂，多分枝，枝柔软，开展，幼枝圆形，光滑无毛。单叶对生，叶柄长0.7～1cm，叶革质，椭圆状卵形或卵状披针形，长3.5～5cm，宽2～2.5cm，先端渐

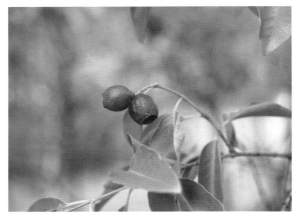

檀香果枝 *Santalum album*

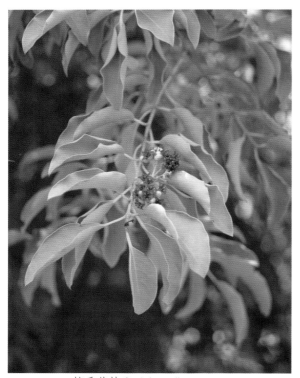

檀香花枝 *Santalum album*

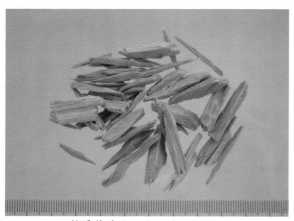

檀香饮片 *Santalum album*

尖，基部楔形，全缘，上面绿色，下面苍白色。三岐或聚伞状圆锥花序，花梗约与花被管等长，花小，初为淡黄花后变为紫黄色，花被钟形，先端4裂，裂片卵圆形，蜜腺4枚，略呈圆形，着生于花被管中部与花被片互生。雄蕊4枚，略与雌蕊等长，花药2室，纵裂，花丝线形；子房半下位，花柱柱状，柱头3裂。核果球形，成熟时黑色，肉质多汁，内果皮坚硬，具3短棱。种子圆形，光滑无毛。花期为6～7月。

⊙【生境分布】

野生或栽培于印度、澳大利亚、印度尼西亚和南亚。我国广东、海南、云南等地有引种。

⊙【采收加工】

采伐木材后，切成段，除去树皮和边材即得。

⊙【药材性状】

檀香多为长约1m的圆柱木段，有的略弯曲，直径10～30cm。灰黄色或黄棕色，光滑细腻，有刀削痕或具纵裂。横截面呈黄棕色，显油迹，棕色年轮呈明显或不明显。质坚实，不易折断。气清香，燃烧时香气更浓；味淡，嚼之微有辛辣感。

⊙【炮制及饮片】

除去杂质，镑片或锯成小段，劈成小碎块。

⊙【性味功能】

味辛，性温。有行气温中，开胃止痛的功能。

⊙【主治用法】

用于寒凝气滞，胸痛，腹痛，胃痛食少；冠心病，心绞痛等症。用量2～5g。

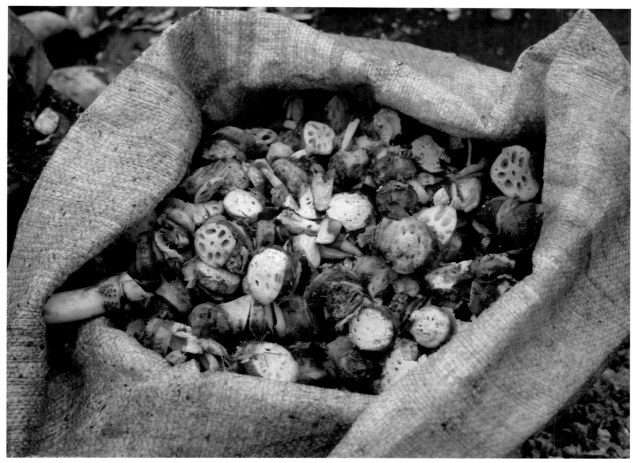

藕节鲜品 *Nelumbo nucifera*

藕节

藕节　Oujie

⊙【来源】

藕节为睡莲科(Nymphaeaceae)植物莲的干燥根茎节部。

⊙【原植物】

莲 *Nelumbo nucifera* Gaertn. 参见"莲子"项。

⊙【生境分布】

生于池塘或湖泊中。分布于辽宁、河北、山西、陕西、甘肃、河南、山东、湖北及长江以南各地区。

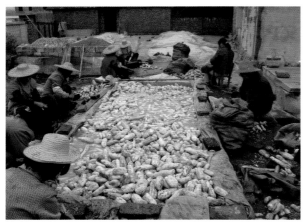
藕节加工 Nelumbo nucifera

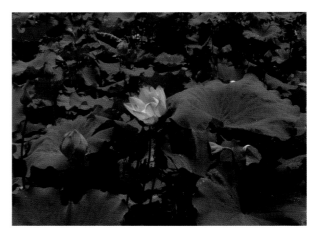
莲的花枝 Nelumbo nucifera

【采收加工】

秋冬季间挖取根茎（藕），洗净，切下节部晒干或食用藕时收集切下的节部，晒干。

【药材性状】

藕节呈短圆柱形，中部稍膨大，长2～4cm，直径约2cm。灰黄色至灰棕色，有残存的须根及须根痕，偶见暗红棕色的鳞叶残基。质硬，断面有多数类圆形的孔。气微，味微甘、涩。

【炮制及饮片】

藕节　除去杂质，洗净，干燥。
藕节炭　取净藕节，置热锅内，用武火炒至表面焦黑色，内部黄褐色。

【性味功能】

味甘、涩，性平。有消瘀，凉血，止血的功能。

【主治用法】

用于吐血，衄血，便血，咯血，尿血，血痢，功能性子宫出血等。用量9～15g。鲜品30～60g。

藕节炭 Nelumbo nucifera　　　　藕节 Nelumbo nucifera

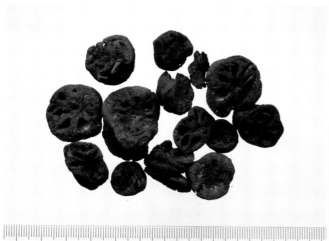

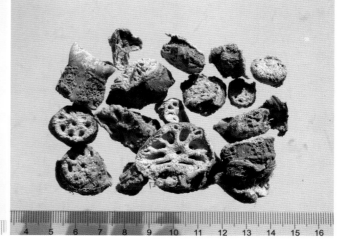

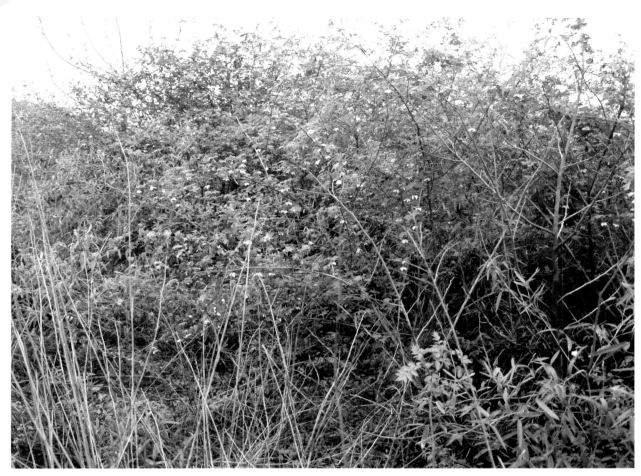

华东覆盆子生境 *Rubus chingii*

覆盆子

覆盆子　Fupenzi

⊙【来源】

覆盆子为蔷薇科(Rosaceae)植物华东覆盆子的干燥聚合果。

⊙【原植物】

华东覆盆子 *Rubus chingii* Hu 别名：掌叶覆盆子，种田泡。

落叶灌木，高 1.5～3m。茎直立，枝条细长，红棕色；幼枝绿色，具白粉，具稀疏倒生皮刺，刺微弯曲，基部宽而扁。单叶互生，叶柄长 1.5～4cm，具细齿；托叶条形；叶片近圆形，长 3～6.5cm，宽 3～7.5cm，掌状 5 深裂，稀有 3 或 7 裂，中裂片菱状卵形，先端渐尖，两侧的裂片较小，常不相等，基部近心形，边缘有重锯齿，两面脉上有白色短柔毛；主脉 5 出。花单生于短枝顶端；花梗细，长 2～3.5cm；萼片 5，有短柔毛，宿存；花瓣 5，白色；雄蕊多数；雌蕊多数，生于凸起的花托上。聚合果卵球形，长 1～1.5cm，红色，下垂；小核果密生灰白色柔毛，果肉柔嫩多汁。花期 4～5 月，果期 6～7 月。

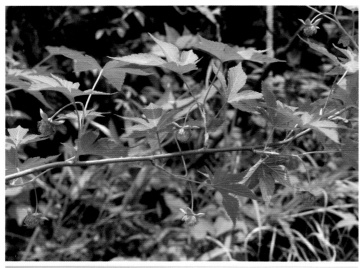

华东覆盆子果枝 *Rubus chingii*

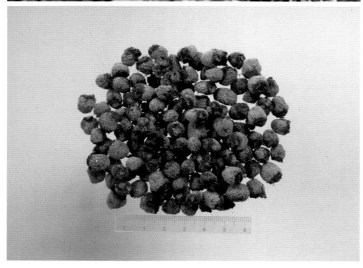

覆盆子 *Rubus chingii*

⊙ 【生境分布】

生于溪旁或山坡灌丛及路边。分布于安徽、江苏、浙江、江西、福建、湖南、湖北等省区。

⊙ 【采收加工】

夏初果实由绿变绿黄时采收，除去梗、叶，置沸水中略烫或略蒸，取出，干燥。

⊙ 【药材性状】

覆盆子由多数小核果聚合而成，呈圆锥形或扁圆锥形，高 0.6~1.3cm，直径 0.5~1.2cm。黄绿色或淡棕色，顶端钝圆，基部中心凹入。宿萼棕褐色，下有果梗痕。小果易剥落，每个小果呈半月形，背面密被灰白色茸毛，两侧有明显的网纹，腹部有突起的棱线。体轻，质硬。气微，味微酸涩。

⊙ 【性味功能】

味甘、酸，性温。有益肾，固精，缩尿的功能。

⊙ 【主治用法】

用于肾虚遗尿，小便频数，阳痿早泄，遗精滑精。用量 6~12g。

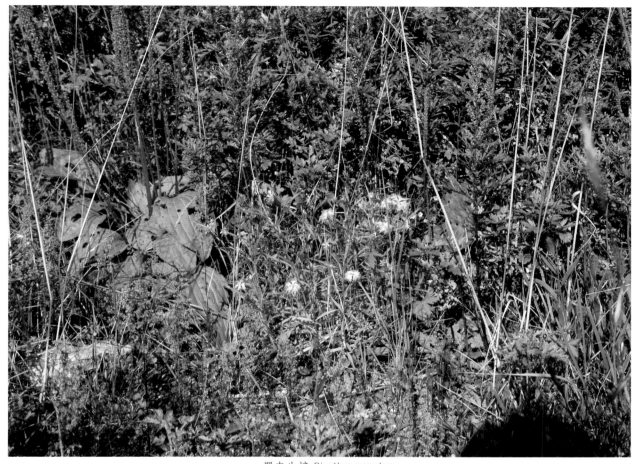

瞿麦生境 *Dianthus superbus*

瞿麦

瞿麦 Qumai

⊙【来源】

瞿麦为石竹科(Caryophyllaceae)植物瞿麦和石竹的干燥地上部分。

⊙【原植物】

1. 瞿麦 *Dianthus superbus* L. 别名：十样景天。

多年生草本。株高 30～50cm。茎丛生，直立，上部疏分枝。叶线状披针形，长3～7cm，宽3～5mm，先端长渐尖，基部成短鞘围抱茎节。花单生，或数朵集成疏聚伞状。萼下苞 2～3 对，宽倒卵形，具突尖，边缘宽膜质，长6～10mm。萼圆筒形，长2.5～3.1cm，直径3～5mm，粉绿色或带紫色，具多条纵脉；萼齿5，直立，披针形，长4～5mm。花瓣5，淡红色，长4～5cm，瓣片边缘细裂成流苏状，喉部有须毛，基部具长爪。雄蕊10，微伸出花冠外；花柱2。蒴果狭圆筒形，包于宿存萼内。种子广椭圆状倒卵形，长约2mm。花期4～8月，果期5～9月。

2. 石竹 *Dianthus chinensis* L. 别名：石柱花。

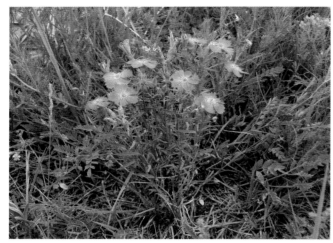

石竹 Dianthus chinensis

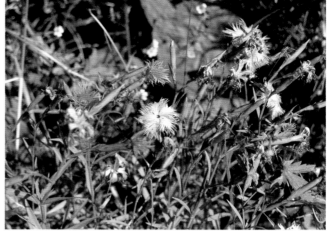

瞿麦花枝 Dianthus superbus

多年生草本。茎丛生，高30~50cm，直立或基部呈匍匐状，光滑无毛，节膨大，下部节间较短。叶对生，无柄，线状披针形，先端渐尖，基部连合抱茎，全缘或有细齿。花单生或数朵生于茎顶，集成聚伞花序；花鲜红色、白色或粉红色，直径约3cm；小苞片4~6，排成2~3轮，长约为萼筒的1/2，苞片卵状披针形，先端尾状渐尖；萼筒长2~2.5cm，先端5裂，裂片阔披针形，边缘膜质，被细毛；花瓣5，先端线裂成锯齿状，喉部有斑纹或疏生须毛，基部具长爪；雄蕊10；子房上位，1室，花柱2。蒴果长椭圆形，熟时顶端4裂。种子扁卵形，灰黑色。花期5~9月，果期8~9月。

⊙【生境分布】

生于山坡、林下，分布于全国大部分省区。

⊙【采收加工】

夏、秋二季花果期采割，除去杂质，干燥。

⊙【药材性状】

1、瞿麦 茎圆柱形，上部有分枝，长30~60cm；淡绿色或黄绿色，光滑无毛，节明显，略膨大，断面中空。叶对生，多皱缩，展平叶片呈条形至条状披针形。枝端具花及果实，花萼筒状，长2.7~3.7cm；苞片4~6，宽卵形，长约为萼筒的1/4；花瓣棕紫色或棕黄色，卷曲，先端深裂成丝状。蒴果长筒形，与宿萼等长。种

瞿麦饮片（瞿麦 Dianthus superbus）

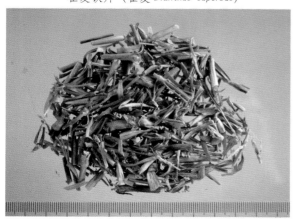

瞿麦药材（瞿麦 Dianthus superbus）

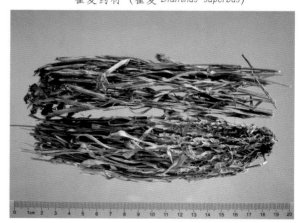

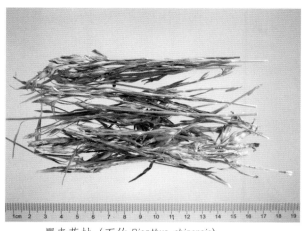

瞿麦药材（石竹 *Dianthus chinensis*）

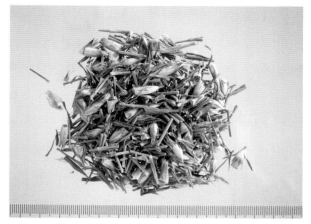

瞿麦饮片（石竹 *Dianthus chinensis*）

子细小，数多。无臭，味淡。

2. 石竹 茎圆柱形，全长30～50cm，有分枝，淡绿色或黄绿色，基部稍带紫色，节膨大，节间长3～7cm；质坚脆，易折断，断面中空。叶对生，线状披针形或线形，长3～5cm，宽约5mm，枝顶有宿萼2～3，黄绿色，有纵细纹，有残存皱缩破碎花瓣，棕紫色或棕黄色，先端浅裂呈锯齿状，完整花长约3cm，萼筒长约为全花1/2，萼下小苞片数枚，长约为萼筒1/2，苞片先端尾状渐尖。气微，味淡。

⊙【炮制及饮片】

除去杂质，洗净，稍润，切段，干燥。

⊙【性味功能】

味苦，性寒。有清热利尿，活血通经，消肿的功能。

⊙【主治用法】

用于尿路感染，血瘀经闭，痈肿疮毒等。用量9～15g，水煎服。外用鲜品适量。孕妇忌服。

　　同科植物长萼瞿麦 *Dianthus longicalyx* 的干燥地上部分混为瞿麦使用，它们间主要区别为：

　　1. 花瓣顶缘浅裂成不规则齿‥‥‥‥‥‥‥‥‥‥‥石竹 *Dianthus chinensis*

　　1. 花瓣深裂成窄条或细丝。

　　2. 苞片2-3对，倒卵形，先端长尖，长为花萼1/4，萼筒常带红紫色；蒴果与宿萼等长或稍长‥‥‥‥‥‥‥‥‥‥瞿麦 *Dianthus superbus*

　　2. 苞片3-4对，卵形，先端短凸尖，长为花萼1/5，萼筒绿色；蒴果稍短于宿萼‥‥‥‥‥‥‥‥‥‥‥长萼瞿麦 *Dianthus longicalyx*

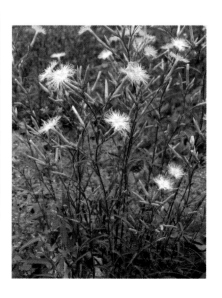

长萼瞿麦 *Dianthus longicalyx*

· 参 考 资 料 ·

1．中华人民共和国卫生部药典委员会《中华人民共和国药典》（一部）化学工业出版社，2005年版；

2．肖培根《新编中药志》（第一册、第二册、第三册）化学工业出版社，2002；

3．中国科学院中国植物志编辑委员会《中国植物志》科学出版社 1959−2004；

4．Wu Zhengyi and Peter H.Raven《Flora of China》Science Press (Beijing) and Missouri Botanical Garden Press (St.Louis)，1994；

5．陈士林，林余霖《中草药大典》军事医学科学出版社 2006；

6．《全国中草药汇编》编写组《全国中草药汇编》（第二版，上、下册）人民卫生出版社，1996；

7．江苏省植物研究所《新华本草纲要》上海科技出版社，1988−1990；

8．傅立国等，《中国高等植物》青岛出版社，2000；

9．楼之芩等《常用中草药品种整理和质量研究》北方编（第一册、第二册、第三册）北京医科大学中国协和医科大学联合出版社，1995；

10．蔡少青等《常用中草药品种整理和质量研究》北方编（第四册、第五册、第六册）北京医科大学联合出版社，2001；

11．徐国钧等《常用中草药品种整理和质量研究》南方协作组（第一册、第二册、第三册、第四册）福建科学出版社，1994；

12．中国科学院植物研究所《中国高等植物图鉴》科学出版社，1983；

13．中国医学科学院药用植物资源开发研究所《中国药用植物栽培学》农业出版社，1991；

14．谢凤勋等《中药原色图谱及栽培技术》金盾出版社，1994；

15．冉先德《中华药海》（上、下册）哈尔滨出版社，1993；

16．杨世林，林余霖《名贵中草药原色图谱》中国农业出版社，2005；

17．肖培根，连文琰《原色中药原植物图鉴》台北南天书局，1996；

18．肖培根等《实用中草药原色图谱》（第一册、第二册、第三册）农业出版社，2002；

19．江苏省新医学院《中药大辞典》（上、下册）上海科技出版社，1993；

20．严仲铠等《中国长白山药用植物彩色图志》人民卫生出版社，1997；

21．郝近大整理《实用中草药经验鉴别》人民卫生出版社，2001。